JN095524

受験生の皆さん〜

　過去の問題に取り組む目的は、(1)出題傾向(2)出題方式(3)難易度(4)合格点を知り、これからの受験勉強に役立てることにあります。出題傾向などがつかめれば目的は達成したことになりますが、それを一歩深く進めるのが、受験対策の極意です。

　せっかく志望校の出題と取り組むのですから、本番に即した受験対策の場に活用すべきです。では、どうするのか。

　第一は、実際の入試と同じ制限時間を設定して問題に取り組むこと。試験時間が六十分なら六十分以内で挑戦し、時間配分を感覚的に身に付ける訓練です。

　二番目は、きっちりとした正答チェック。正解出来なかった問題は、正解できるまで、徹底的に攻略する心構えが必要です。間違えた場合は、単なるケアレスミスなのか、知識不足が原因のミスなのか、考え方が根本的に間違えていたためのミスなのか、きちんと確認して、必ず正解が書けるようにしておく。

　正答が手元にある過去問題にチャレンジしながら、正解できなかった問題をほったらかしにする受験生もいます。そのような受験生に限って、他の問題集をやっても、間違いを放置したまま、次の問題、次の問題と単に消化することだけに走っているのではないかと思います。過去問題であれ問題集であれ、間違えた問題は、正解できるまで必ず何度も何度も繰り返しチャレンジする。これが必勝の受験勉強法なことをお忘れなく。

入試問題検討委員会

【本書の内容】

1. 本書は過去6年間の薬学部の推薦入試（一般公募）の問題と解答を収録しています。
2. 英語・化学の問題と解答を収録しています。尚、大学当局より非公表の問題は掲載していません。
3. 現在受験生を指導している、すぐれた現場の先生方による解答解説を掲載しています。
4. 本書は問題の微細な誤りをなくすため、実物の入試問題を大学より提供を受け、そのまま画像化して印刷しています。
5. 解答後の記録、分析のためにチェックシートを掲載しています。　実力分析、課題発見等にご活用ください。（目次の後に掲載しています。コピーをしてご活用ください。）

　尚、本書発行にご協力いただきました先生方に、この場を借り、感謝申し上げる次第です。

目　　　次

_____ 年度　　　　　大学　　　　　学部　　　　科目 _____

月　　　日実施

【問題No.　　】	目標	実際	〈評価と気付き〉
時間	分	分	
得点率	％	％	
【問題No.　　】	目標	実際	〈評価と気付き〉
時間	分	分	
得点率	％	％	
【問題No.　　】	目標	実際	〈評価と気付き〉
時間	分	分	
得点率	％	％	
【問題No.　　】	目標	実際	〈評価と気付き〉
時間	分	分	
得点率	％	％	
【問題No.　　】	目標	実際	〈評価と気付き〉
時間	分	分	
得点率	％	％	
【問題No.　　】	目標	実際	〈評価と気付き〉
時間	分	分	
得点率	％	％	
【問題No.　　】	目標	実際	〈評価と気付き〉
時間	分	分	
得点率	％	％	
【問題No.　　】	目標	実際	〈評価と気付き〉
時間	分	分	
得点率	％	％	
【問題No.　　】	目標	実際	〈評価と気付き〉
時間	分	分	
得点率	％	％	
【Total】	目標	実際	《総合評価》 （解答の手順・時間配分、ケアレスミスの有無、得点の獲得状況等）
時間	分	分	
得点率	％	％	

【得点アップのための対策】

・
・
・
・

実行完了日

　　/
　　/
　　/
　　/

《チェックシート》　※解答後の分析にご活用ください

令和6年度

問　題　と　解　答

英　語

問題
（60分）

6年度

11月18日試験

Ⅰ　次の対話文の空所に入れるのに最も適当なものを，それぞれア～エから一つ選べ。

〔A〕

A：Hey, Daniel. Have you thought about going to the beach this weekend?

B：_____1_____

A：Actually, the games were postponed until next month. So, do you want to go to the beach?

B：In that case, that sounds like a great idea. Which day were you thinking of going?

A：I was thinking to go this Saturday afternoon. The traffic shouldn't be too bad as most people usually go by train or bus.

B：Yeah, that time is good. _____2_____ How were you thinking of getting there?

A：Would we be able to use your car that day? I've driven there many times, so I know the way.

B：Yes, I can use the car that day if you think that's the best way to get there.

A：Actually, _____3_____?

B：Good point. It might be busy. What time do you want to leave?

A：How about we leave at 1:00? Let's aim to meet on the platform in front of track three 15 minutes before.

B：Got it. I'll meet you at 12:45.

1．ア．I can't make it this weekend, but I can sometime next month.

　イ．I got injured in the last game, so I'm going to relax at the beach.

　ウ．I heard that the weather is going to be bad.

　エ．I thought you had a football tournament this weekend.

2．ア．I have plans from Thursday to Sunday from noon.

　イ．I have work from Monday to Saturday, but other than that, I'm free.

　ウ．I work weekdays, and that day, I have a morning dentist appointment.

　エ．I'm usually free on Saturdays, just this week is bad timing.

3．ア．don't the buses run directly to the beach this time of year

　イ．how about we go by train so we don't have to worry about parking

　ウ．if we drive, we can get there before most people arrive, can't we

　エ．would you want to drive around the area after the beach

〔B〕

A: Hey, Ann. I haven't seen you for a while. How've you been?

B: Besides working part time every Tuesday and Thursday, I volunteer at a senior center on the second and third Saturdays of every month.

A: I didn't know that. So, how is it?

B: I love the routine. We go on short walks, cook, and enjoy games like *shogi*. We also make arts and crafts for the annual Fall Festival.

A: I know you _____4_____, so it seems like you have the perfect set of skills for the senior center. But don't you find the work difficult?

B: It can be challenging at times since it requires patience and understanding.

A: In your opinion, what's the best part about volunteering there?

B: Well, I've learned a lot about myself through helping others. _____5_____

A: Sounds like that works well. I'm interested in trying to help my community, but as you know, I'm not very outgoing or creative like you.

B: You don't have to worry about that. No special skills are necessary. Most of the time, it's best just to engage in conversation.

A: Is that what's really important? Good communication skills.

B: Yeah, that's all you need. So, _____6_____.

A: I imagine that some of the seniors have some amazing stories. Perhaps one day, I could visit with you to see what it's like.

4．ア．are athletic, like to read, and go shopping

　　イ．can draw well, like visiting museums, and travel a lot

　　ウ．enjoy sewing, studying, and watching movies

　　エ．take walks, make traditional foods, and play board games

5．ア．I'm volunteering just a couple of times a month so I can still keep my part-time job.

　　イ．Volunteering a couple of days a week and keeping my part-time job still gives me some free time.

　　ウ．Volunteering and working part-time four days a week isn't such a bad schedule.

　　エ．Working twice a week and volunteering every Saturday and Sunday allows me enough time to study.

6．ア．I can't see any reason why you wouldn't be able to do the tasks required

　　イ．it's going to be a bit of a challenge that'll require creativity

　　ウ．we'll have to make sure whether or not you are qualified for it

　　エ．you may want to reconsider your decision to visit the senior center

II　次の英文の空所に入れるのに最も適当な語を，ア〜クから選べ。ただし，同じものを繰り返し用いてはならない。

Around 400 BCE, the city government of Athens introduced a regulation banning the dumping of garbage in the street. From then on, it had to be taken outside the city walls to (7) may have been one of the world's first landfill sites. Things have not changed much since then. In many countries, landfill (8) the most common way to deal with trash. In Romania, for example, 99 percent of all municipal solid waste is taken to landfills.

There are many problems with this (9) to waste management. Landfills often contain toxic chemicals that can pollute the soil and groundwater. As the trash decomposes, it may (10) harmful gases such as methane, which can catch fire suddenly and is also a greenhouse gas. Landfills are unpleasant to look at, and smell bad. They (11) rats and flies. Eventually they become (12), and new landfills have to be made. Even for a huge country like the U.S., finding suitable locations for new landfills is no longer easy, but for a small island nation like Singapore, it is a much greater challenge.

ア．approach　　　イ．attract　　　ウ．full

エ．necessity　　　オ．release　　　カ．remains

キ．that　　　　　ク．what

Ⅲ　次の各英文の空所に入れるのに最も適当な語句を，ア〜エから一つ選べ。

13. Since last month, the shop has remained (　　　) due to a delay in the renovation.

　　ア．closed　　　　イ．closing　　　ウ．closure　　　エ．to close

14. (　　　) who think of employees as tools do not succeed as managers.

　　ア．Another　　　イ．Anyone　　　ウ．Such　　　　エ．Those

15. Jane was sitting with her eyes (　　　) during the meeting.

　　ア．having shut　イ．shut　　　　ウ．to shut　　　エ．were shut

16. (　　　) in 1972, the capsule tower still stands as a representation of the unique vision of its architect.

　　ア．Building　　　イ．Built　　　　ウ．To be built　エ．To build

17. When my daughter gets home, I will have her (　　　) you back immediately.

　　ア．call　　　　　イ．called　　　ウ．calling　　　エ．to call

18. Since all the residents are artists, it is as if the place (　　　) together people with similar values.

　　ア．draw　　　　　イ．drawn　　　ウ．drew　　　　エ．is drawn

19. On (　　　) account must you tell a lie to a person who trusts you deeply.

　　ア．an　　　　　　イ．every　　　ウ．no　　　　　エ．the

20. （　　　　）frightening in appearance, he is a gentle person who loves animals.

　　ア．Although　　　　　　　　　イ．Consequently

　　ウ．How　　　　　　　　　　　エ．With

（次ページに続く）

Ⅳ　次の各英文の意味に最も近いものを，ア〜エから一つ選べ。

21. When Bob made that decision, he let down his parents.

　ア．Bob disappointed his parents when he made that decision.

　イ．Bob surprised his parents when he made that decision.

　ウ．When Bob made that decision, he pleased his parents.

　エ．When Bob made that decision, he stopped helping his parents.

22. The employee was told to adhere to the company's dress code policy.

　ア．The employee was told to consider the company's guidelines for appropriate clothing.

　イ．The employee was told to explain the company's rules for acceptable clothing.

　ウ．The employee was told to follow the company's guidelines for acceptable clothing.

　エ．The employee was told to revise the company's rules for appropriate clothing.

23. The police will reveal the results of the investigation in due course.

　ア．The investigation results will be disclosed by the police at a suitable time.

　イ．The investigation results will be given by the police immediately.

　ウ．The police will announce the results of the investigation quickly.

　エ．The police will disclose the investigation results at the end of the case.

24. Mary decided to dispense with speeches at her wedding reception.

　ア．Mary chose not to have any speeches at her wedding reception.

　イ．Mary chose to enhance the quality of the speeches at her wedding reception.

　ウ．Mary decided not to have long speeches at her wedding reception.

　エ．Mary decided to reduce the number of speeches at her wedding reception.

（次ページに続く）

V　次の（a）に示される意味を持ち，かつ（b）の英文の空所に入れるのに最も適した語を，それぞれア〜エから一つ選べ。

25.（a）showing that you understand and care about someone or something that is suffering

（b）We have much （　　　） for the victims of that disaster.

ア．enthusiasm　　　　　　　　イ．envy

ウ．shame　　　　　　　　　　エ．sympathy

26.（a）clear or certain

（b）The police arrested him because they have （　　　） evidence he committed the crime.

ア．concrete　　　　　　　　　イ．inherent

ウ．novel　　　　　　　　　　エ．sufficient

27.（a）in a sudden or unexpected way

（b）The car stopped （　　　） and we were thrown forward in our seats.

ア．abruptly　　　　　　　　　イ．consistently

ウ．deliberately　　　　　　　エ．gradually

28.（a）a person who requests something, especially a job, or admission to an institution

（b）John was an （　　　） for the job at the head office.

ア．administrator　　　　　　　イ．advocate

ウ．applicant　　　　　　　　　エ．attendant

29. （a）to officially remove someone from a position

　　（b）After the incident, the company decided to （　　　） the employee

　　　　for violating company policy.

　　　　ア．discipline　　　イ．dismiss　　　ウ．promote　　　エ．punish

（次ページに続く）

Ⅵ　次の［A］〜［D］の日本文に合うように，空所にそれぞれア〜カの適当な語句を入れ，英文を完成させよ。解答は番号で指定された空所に入れるもののみをマークせよ。なお，文頭に来る語も小文字にしてある。

［A］　どんなに時間がかかっても，人々は彼女のスピーチに耳を傾け続けた。
　　　（　　）（　　）（　　）（　30　）（　31　）（　　），the people kept listening to her presentation.
　　　　　ア．how　　　　　　イ．it　　　　　　ウ．lasted
　　　　　エ．long　　　　　　オ．matter　　　　カ．no

［B］　出版されると，すぐにその本は人気になった。
　　　The book（　　）（　　）（　32　）（　　）（　　）（　33　）published.
　　　　　ア．be　　　　　　イ．once　　　　　ウ．out
　　　　　エ．popular　　　　オ．to　　　　　　カ．turned

［C］　卒業生を驚かせるために，パーティーは彼らに内緒で行う予定だ。
　　　We plan to（　34　）（　　）（　　）（　35　）（　　）（　　）order to surprise them.
　　　　　ア．from　　　　　イ．in　　　　　　ウ．keep
　　　　　エ．secret　　　　　オ．the graduates　カ．the party

［D］　夢を実現するために，どんなことが必要だとしても，ジュディはそれをする覚悟でいる。
　　　（　36　）（　　）（　37　）（　　）（　　）（　　）dream, Judy is determined to do it.
　　　　　ア．her　　　　　　イ．it　　　　　　ウ．realize
　　　　　エ．takes　　　　　オ．to　　　　　　カ．whatever

VII　次の英文を読み，あとの問いに答えよ。

Languages worldwide are converging to a smaller number as languages like English swallow regional ones. The three largest languages of first-language speakers are Mandarin Chinese, Spanish, and English. The value of dominant languages can be seen in their widespread use for business, politics, science, and popular culture.

However, these dominant languages are squeezing out valuable local tongues. Linguists estimate that of the approximately 6,500 languages worldwide, about one-third are endangered or on the brink of extinction. According to some linguists, the estimated global rate of extinction is one language lost every few weeks. If this sounds like the world is losing a species, in a way, it is.

When a language is lost—meaning no living person can teach another—a world perspective is lost. Some foreign language expressions simply cannot be translated. Colloquial phrases usually reflect a unique aspect of a culture. For example, aboriginal languages in Canada and Australia have words that reflect a way of life that is connected closely to the environment. Words can encompass whole situations of time and landscape that differ from an English speaker's experience. The Inuit can describe "snow" in many specific ways. In Algonquian languages, the grammatical first person is "you"—so the listener comes first.

These views are essential to learning more about the human and the natural world. Botanists have discovered new species of plants after examining the meaning of Aboriginal names of flora that seemed identical. Archaeologists are using languages to track migrations of historical cultures. University of Waterloo Professor Robert Park knows that the ancestral origins of existing Inuit communities can be partly explained by the similarity of the Inuktitut spoken by the Thule culture and present-day Inuit. We know the ancient Thule migrated east from Alaska to Labrador and Greenland, by evidence of the mutually intelligible*, living dialects of today.

Languages are much like living creatures that become endangered when numbers dwindle** without regeneration. Local natural disasters, war, and famine are some of the reasons languages slip through the cracks of history. Some languages may not have been passed on to children because of forced cultural suppression. Linguistic communities can show resilience*** when a sense of pride is restored to them such that elders are heard and youth can continue to speak.

Various groups are taking action to preserve endangered languages. UNESCO has made its *Atlas of the World's Languages in Danger* available online. The editor of the atlas states that it is still more common in the world to be multilingual and, although multilingualism is declining, there are favorable conditions that support the continued use of minority languages. Communities need encouragement to hear, read, and speak their language in multiple places, such as schools and media.

*intelligible「理解可能な」
**dwindle「減少する」
***resilience「復元力」

問1　本文の第1段落の内容に<u>合わないもの</u>を，ア〜エから一つ選べ。(38)

ア．Mandarin is included in the top three most spoken first languages in the world.

イ．More dominant languages are causing regional languages to disappear.

ウ．One reason that dominant languages are beneficial is that they are frequently used in business.

エ．The number of languages around the world is increasing as the number of regional languages increases.

問2　本文の第2段落の内容に合うものとして最も適当なものを，ア〜エから一つ選べ。(39)

ア．Estimates suggest that a little over 2,000 languages are in danger of disappearing due to the spread of dominant languages.

イ．Local languages are not exposed to the threat of extinction.

ウ．The loss of a language and the extinction of an animal species are two incomparable problems.

エ．The number of local languages is decreasing at a rate of nearly one per week.

問3　本文の第3段落の内容に合うものとして最も適当なものを，ア～エから一つ選べ。(40)

ア．Colloquial expressions typically show little about the distinct features of a culture.

イ．Languages can reflect how a certain group of speakers live and how they interact with their specific environment.

ウ．Like English, Inuit languages have many expressions for various types of snow.

エ．While vocabulary reflects cultural characteristics, grammar does not.

問4　本文の第4段落の内容に合わないものを，ア～エから一つ選べ。(41)

ア．Having a variety of views allows us to gain further knowledge about the human and natural world.

イ．Linguistic evidence can be used to reconstruct the movements of historical cultures.

ウ．The archeologist, Robert Park, believes that the Thule and the Inuit have different linguistic roots.

エ．Through an investigation into the meaning of Aboriginal names for flora, scientists found new kinds of plants.

問5　本文の第5段落の内容に<u>合わないもの</u>を，ア〜エから一つ選べ。(42)

ア．Cultural suppression can prevent languages from being passed down to future generations.

イ．Languages are similar to living species in that when they decline in number they become endangered.

ウ．Languages have disappeared solely due to natural disasters and conflicts.

エ．Linguistic communities can survive when their elders are heard, and their youth are encouraged to speak their language.

問6　本文の第6段落の内容に合うものとして最も適当なものを，ア〜エから一つ選べ。(43)

ア．An editor of a UNESCO publication has said that the rate of multilingualism is on the rise rather than declining.

イ．Regrettably, the need to take action to save languages in danger of extinction is being overlooked.

ウ．The use of a minority language in schools and in the media does not lead to its decline but encourages the use of it.

エ．UNESCO has created its *Atlas of the World's Languages in Danger* which it hopes to be available online.

問7　本文の内容に合うものを，ア〜キから二つ選び，(44)と(45)に一つずつマークせよ。ただし，マークする記号（ア，イ，ウ，...）の順序は問わない。

ア．With the use of Mandarin Chinese, Spanish, and English as first languages, regional languages are spreading in certain areas.

イ．Dominant languages suffer from their use in areas such as commerce and science.

ウ．Aboriginal languages fail to have words that reveal their distinctive way of life.

エ．In the grammar of Algonquian languages, the usage of "you" is different from that of English.

オ．Present-day Inuit and the language of the Thule have much in common.

カ．The editor of *Atlas of the World's Languages in Danger* believes that speaking a second language is rare.

キ．Support for the written and spoken use of minority languages merely in education is regarded as enough encouragement for their continued use.

（以 下 余 白）

化 学

問題
(60分)

11月18日試験

I　分子の結合に関する次の文章中の空欄 [1] ～ [13] にあてはまる最も適切なものを，それぞれの**解答群**から選び，解答欄にマークせよ。ただし，同じものを何度選んでもよい。

ナトリウム原子は，エネルギーを [1] して電子を失いナトリウムイオン Na^+ になる。一方，塩素原子は，電子を受け取り塩化物イオン Cl^- になる。Na^+ と Cl^- が [2] で引き合ってできた結合を [3] 結合という。 [3] 結合をもっている化合物には [4] や [5] がある。

鉄や銅のような金属原子は陽性が強いため， [6] はもとの原子から離れやすく，金属の単体ではすべての原子によって共有される [7] となり， [8] 結合が形成される。

水分子には，酸素原子の [6] のうちの [9] と水素原子の [9] により形成された [10] 結合がある。また，水分子中の酸素原子は， [11] を水素イオンに提供してオキソニウムイオンになる。このようにしてできた結合を，特に [12] 結合とよぶ。

異なる原子間で [10] 結合が形成されると，電子対はどちらか一方の原子に偏って存在する。この偏りは，各原子が電子対を引きつけようとする強さの差によって生じている。この強さの程度を表したものを [13] という。

[1] に対する**解答群**

① 放 出　　　② 吸 収　　　③ 生 成　　　④ 励 起

2 および 13 に対する解答群

① 静電気力　　② 電子親和力　　③ ファンデルワールス力

④ 電気陰性度　　⑤ 双極子モーメント　　⑥ エントロピー

⑦ イオン化傾向

3 ， 8 ， 10 および 12 に対する解答群

① イオン　　② 金属　　③ 水素　　④ 共有　　⑤ 配位

4 および 5 に対する解答群

① SiO_2　　② CCl_4　　③ NO_2　　④ NH_4Cl

⑤ H_2O　　⑥ CO_2　　⑦ $K_2Cr_2O_7$　　⑧ NH_3

6 ， 7 ， 9 および 11 に対する解答群

① 共有電子対　　② 非共有電子対　　③ 不対電子

④ 価電子　　⑤ 自由電子

Ⅱ　反応速度に関する次の文章中の空欄　14　～　24　にあてはまる最も適切な
ものを，それぞれの**解答群**から選び，解答欄にマークせよ。ただし，同じものを何度選
んでもよい。また，気体定数 R は $8.31\,\mathrm{J/(K \cdot mol)}$ とし，$\log_e 10 = 2.3$ とする。

　化学反応における反応速度は，反応の　14　や　15　の影響を受ける。例え
ば，分子の間で化学反応が起こるためには，分子どうしが　16　エネルギー以上の
エネルギーをもって衝突する必要がある。　14　が上昇すると，　17　エネル
ギーが大きい分子の割合が増大することで，　16　エネルギー以上のエネルギーを
もつ分子が急激に増加し，反応速度は　18　なる。また，化学反応に適切な
　15　を用いると，　16　エネルギーが　19　なることで反応が速くなる。

　下記の式(i)はアレニウスの式という。

$$k = Ae^{-\frac{E_a}{RT}} \qquad\qquad\qquad \cdots (\mathrm{i})$$

　ここで，k：反応速度定数，E_a：　16　エネルギー〔J/mol〕，R：気体定数
〔$\mathrm{J/(K \cdot mol)}$〕，T：絶対温度〔K〕，A：比例定数（頻度因子）である。式(i)の両辺の自
然対数をとると式(ii)になる。

$$\log_e k = \boxed{\quad 20 \quad} + \boxed{\quad 21 \quad} \qquad\qquad\qquad \cdots (\mathrm{ii})$$

　この式より，縦軸を反応速度定数の自然対数，横軸を絶対温度の逆数としてグラフを
書くと，両者が直線関係になる。この式は，　16　エネルギーが大きいほど，
　14　の変動に対する反応速度定数の変動が　22　なることを表している。

　アレニウス式にしたがう化学反応において，27℃における反応速度定数（k）が
1.0×10^{-6} であり，77℃における反応速度定数（k）が 1.0×10^{-3} であったとき，この
反応における　16　エネルギーは　23　×10$^{\boxed{24}}$ kJ/mol である。

$\boxed{14}$ および $\boxed{15}$ に対する解答群

① 濃　度　　② 粒子数　　③ 圧　力　　④ 絶対温度　　⑤ 触　媒

$\boxed{16}$ および $\boxed{17}$ に対する解答群

① 活性化　　　　② 結　合　　　　③ ギブス（ギブズ）

④ 運　動　　　　⑤ イオン化

$\boxed{18}$, $\boxed{19}$ および $\boxed{22}$ に対する解答群

① 大きく　　　　② 小さく

$\boxed{20}$ および $\boxed{21}$ に対する解答群

① $\dfrac{E_a}{RT}$ 　　　　② $-\dfrac{E_a}{RT}$ 　　　　③ $\dfrac{RT}{E_a}$ 　　　　④ $-\dfrac{RT}{E_a}$

⑤ e^A 　　　　⑥ $-e^A$ 　　　　⑦ A^e 　　　　⑧ $-A^e$

⑨ $\log_e \dfrac{E_a}{RT}$ 　　　⑩ $-\log_e \dfrac{E_a}{RT}$ 　　　ⓐ $\log_e A$ 　　　ⓑ $-\log_e A$

$\boxed{23}$ に対する解答群

① -7.15 　　　② -3.61 　　　③ -2.38 　　　④ -1.20

⑤ 1.20 　　　⑥ 2.38 　　　⑦ 3.61 　　　⑧ 7.15

$\boxed{24}$ に対する解答群

① -5　　② -4　　③ -3　　④ -2　　⑤ -1　　⑥ 0

⑦ 1　　⑧ 2　　⑨ 3　　⑩ 4　　ⓐ 5

Ⅲ　次の文章中の空欄 $\boxed{25}$ ～ $\boxed{40}$ にあてはまる最も適切なものを，それぞれの**解答群**から選び，解答欄にマークせよ。ただし，同じものを何度選んでもよい。

地上20～40 kmの上空では，太陽からの強い紫外線によって $\boxed{25}$ からオゾンが生成し，オゾン層がつくられている。また，オゾンは $\boxed{26}$ 色の気体であり，$\boxed{27}$ 作用を有するので，飲料水の殺菌や繊維の漂白に用いられている。オゾンは気体であるため，気体中のオゾンの量を一般的な滴定法で決定することは難しい。そこで，以下の実験(i)～(iii)により，気体中のオゾンの物質量を算出した。

実験(i)：0.040 mol/Lの過マンガン酸カリウム水溶液10 mLを $\boxed{28}$ でビーカーに正確にはかり取り，硫酸酸性下で過剰量のヨウ化カリウム水溶液を加えた。この際の化学変化は，式(1)で表される。式(1)の左辺の係数 $\boxed{ア}$，$\boxed{イ}$ および $\boxed{ウ}$ の合計は $\boxed{29}$ である。また，右辺の係数 $\boxed{エ}$，$\boxed{オ}$，$\boxed{カ}$ および $\boxed{キ}$ の合計は $\boxed{30}$ である。この実験により $\boxed{31}$ molのヨウ素が生成した。

$$\boxed{ア}\ KMnO_4 + \boxed{イ}\ H_2SO_4 + \boxed{ウ}\ KI$$
$$\longrightarrow \boxed{エ}\ MnSO_4 + \boxed{オ}\ H_2O + \boxed{カ}\ K_2SO_4 + \boxed{キ}\ I_2 \ \cdots\cdots (1)$$

実験(ii)：(a) 実験(i)で調製した溶液に，濃度不明のチオ硫酸ナトリウム水溶液を $\boxed{32}$ から滴下したところ，ヨウ素がすべて反応するまでに20 mLを要したので，チオ硫酸ナトリウム水溶液の濃度は $\boxed{33}$ mol/Lであると算出された。この反応で，酸化剤のはたらきを示す反応式は $\boxed{34}$ である。また，還元剤のはたらきを示す反応式は $\boxed{35}$ になる。

実験(iii)：オゾンを含む気体を過剰量のヨウ化カリウム水溶液に通じた。この際の化学変化は，式(2)で表される。式(2)の左辺の係数 $\boxed{ク}$，$\boxed{ケ}$ および $\boxed{コ}$ の合計は $\boxed{36}$ である。また，右辺の係数 $\boxed{サ}$，$\boxed{シ}$ および $\boxed{ス}$ の合計は $\boxed{37}$ である。この実験で生成したヨウ素に，実験(ii)で算出した

| 33 | mol/L のチオ硫酸ナトリウム水溶液を | 32 | から滴下したところ，すべ
てのヨウ素が消費されるまでに 40 mL を要した。したがって，この気体に含まれてい
たオゾンの物質量は | 38 | mol とわかった。

$$\boxed{ク}\ O_3 + \boxed{ケ}\ KI + \boxed{コ}\ H_2O$$
$$\longrightarrow \boxed{サ}\ O_2 + \boxed{シ}\ KOH + \boxed{ス}\ I_2 \quad\cdots\cdots(2)$$

上記のオゾンの滴定法の原理に関わる反応と同じ種類の反応に分類されるものは
| 39 | である。また，下線部（a）に関して，反応の終点を明確にするために加える
指示薬として最も適切なものは | 40 | 溶液である。

| 25 | に対する解答群

① 水　素　　　　② 窒　素　　　　③ 酸　素
④ 二酸化硫黄　　⑤ 過酸化水素　　⑥ 塩素酸カリウム

| 26 | に対する解答群

① 褐　　　　　② 赤　紫　　　③ 淡　青　　　④ 淡　桃
⑤ 緑　　　　　⑥ 白　　　　　⑦ 無

| 27 | に対する解答群

① 還　元　　　② 触　媒　　　③ 発　光　　　④ 酸　化
⑤ 中　和　　　⑥ 発　熱

| 28 | および | 32 | に対する解答群

① ホールピペット　　② メスフラスコ　　　③ ビュレット
④ コニカルビーカー　⑤ メスシリンダー　　⑥ 三角フラスコ
⑦ 駒込ピペット　　　⑧ 試験管

$\boxed{29}$ および $\boxed{30}$ に対する解答群

① 5 　　② 10 　　③ 12 　　④ 20 　　⑤ 21

⑥ 22 　　⑦ 23 　　⑧ 26 　　⑨ 27

$\boxed{31}$ ， $\boxed{33}$ および $\boxed{38}$ に対する解答群

① 0.00010 　② 0.00020 　③ 0.0010 　④ 0.0020 　⑤ 0.010

⑥ 0.020 　⑦ 0.10 　⑧ 0.20 　⑨ 1.0 　⓪ 2.0

ⓐ 10 　　ⓑ 20

$\boxed{34}$ および $\boxed{35}$ に対する解答群

① $2I^- \longrightarrow I_2 + 2e^-$

② $I_2 + 2e^- \longrightarrow 2I^-$

③ $2S_2O_3^{2-} \longrightarrow S_4O_6^{2-} + 2e^-$

④ $S_4O_6^{2-} + 2e^- \longrightarrow 2S_2O_3^{2-}$

⑤ $SO_2 + 2H_2O \longrightarrow SO_4^{2-} + 4H^+ + 2e^-$

⑥ $SO_4^{2-} + 4H^+ + 2e^- \longrightarrow SO_2 + 2H_2O$

$\boxed{36}$ および $\boxed{37}$ に対する解答群

① 1 　　② 2 　　③ 3 　　④ 4 　　⑤ 5

⑥ 6 　　⑦ 7 　　⑧ 8 　　⑨ 9

$\boxed{39}$ に対する解答群

① $Fe_2O_3 + 2Al \longrightarrow 2Fe + Al_2O_3$

② $NaCl + H_2SO_4 \longrightarrow NaHSO_4 + HCl$

③ $AgNO_3 + NaCl \longrightarrow AgCl + NaNO_3$

④ $Zn(OH)_2 + 4NH_3 \longrightarrow [Zn(NH_3)_4]^{2+} + 2OH^-$

⑤ $2CrO_4^{2-} + 2H^+ \longrightarrow Cr_2O_7^{2-} + H_2O$

⑥ $2AgNO_3 + 2NaOH \longrightarrow Ag_2O + 2NaNO_3 + H_2O$

$\boxed{40}$ に対する解答群

① フェノールフタレイン　　② ブロモチモールブルー　　③ デンプン

④ メチルレッド　　　　　　⑤ メチルオレンジ

Ⅳ　芳香族化合物に関する次の文章中の空欄　41　～　53　にあてはまる最も適切なものを，それぞれの**解答群**から選び，解答欄にマークせよ。ただし，同じものを何度選んでもよい。

　フラスコに化合物Aと水酸化ナトリウム水溶液を加えて，十分に加熱した。この操作で得られた反応液(i)を室温まで冷却後，分液ろうとに入れ，さらにジエチルエーテルを加えてよく振り混ぜた。2層を分離後，ジエチルエーテル層(ii)を蒸発させて得られた化合物Bに硫酸酸性二クロム酸カリウム水溶液を加えると，黒色の物質が生成した。次に，水層(ii)に十分量の　41　を少しずつ加えた後，分液ろうとに入れ，さらにジエチルエーテルを加えてよく振り混ぜた。2層を分離後，ジエチルエーテル層(iii)を蒸発させて得られた化合物Cに塩化鉄(Ⅲ)水溶液を加えると，紫色を呈した。一方，水層(iii)に　42　を加えると，化合物Dが析出した。化合物Dは，加熱により分子内で脱水がおこり染料や合成樹脂の原料に用いられる化合物Eに変化した。

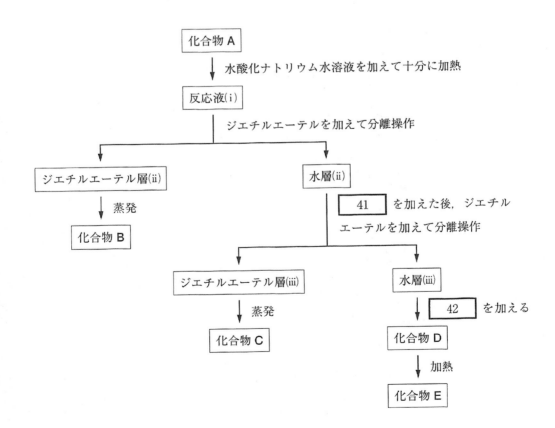

1）以上の結果より，化合物Aは　43　，化合物Bは　44　，化合物Cは
　　45　，化合物Dは　46　であることがわかる。

2）化合物Bは，構造式　47　であらわされる化合物を濃塩酸とスズまたは鉄によ
　り　48　し，水酸化ナトリウム水溶液を加えることで得られる。また，化合物B
　に　49　を加えるとアセチル化反応が起こり，白色固体が生じる。

3）化合物Cのナトリウム塩は，構造式　50　であらわされる化合物に水酸化ナト
　リウム水溶液を加えて得た化合物を，固体の水酸化ナトリウムとアルカリ融解すること
　で得られる。また，化合物Cの水溶液に臭素水を加えると，　51　反応により白
　色沈殿が生じる。

4）化合物Eは，　52　や　53　を酸化バナジウム（V）を用いて酸素気流中で
　加熱し，酸化することによっても得られる。

　　41　および　42　に対する解答群
　　① 塩化ナトリウム水溶液　　　　　② 希塩酸
　　③ 炭酸水素ナトリウム水溶液　　　④ 水酸化ナトリウム水溶液
　　⑤ 炭酸カリウム水溶液　　　　　　⑥ 塩化ナトリウム
　　⑦ ドライアイス　　　　　　　　　⑧ 炭酸水素ナトリウム
　　⑨ 水酸化ナトリウム　　　　　　　⓪ 炭酸カリウム

43 ～ 45 , 47 および 50 に対する解答群

① OH（フェノール）

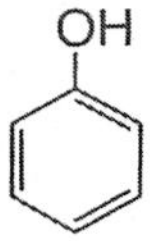

② OH–CH₂（ベンジルアルコール）

③ NH₂（アニリン）

④ HO–CO（安息香酸）

⑤ SO₃H（ベンゼンスルホン酸）

⑥ H–CO（ベンズアルデヒド）

⑦ NO₂（ニトロベンゼン）

⑧ CH₃（トルエン）

⑨ Cl（クロロベンゼン）

⓪ Br（ブロモベンゼン）

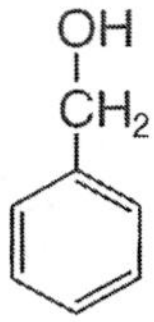

ⓐ N₂Cl

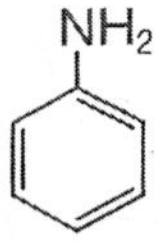

ⓑ H₃C–CO–NH（アセトアニリド）

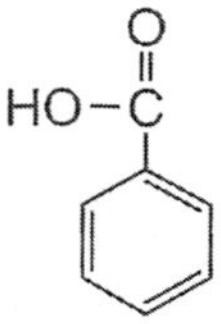

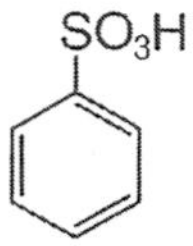

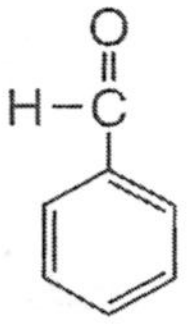

ⓒ OH ... NH–CO–O–CH₃

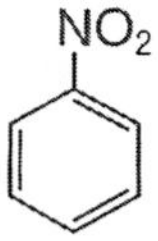

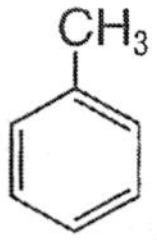

ⓓ OH ... N=N

ⓔ フェニル–O–CO–...–CO–NH–フェニル

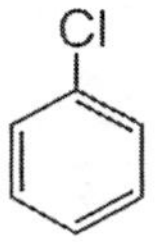

ⓕ フェニル–O–CO–...–CO–NH–フェニル

ⓖ フェニル–O–CO–...–CO–NH–フェニル

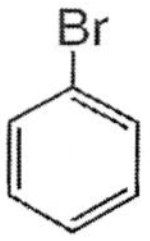

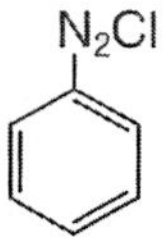

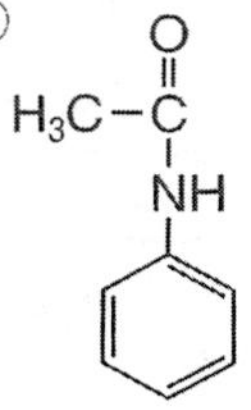

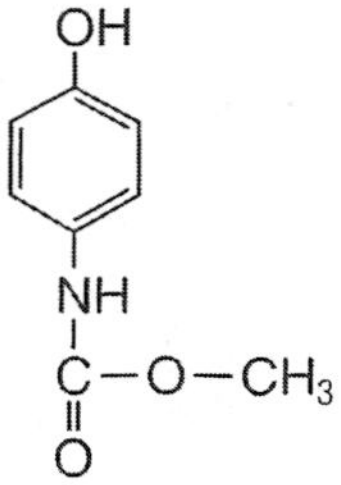

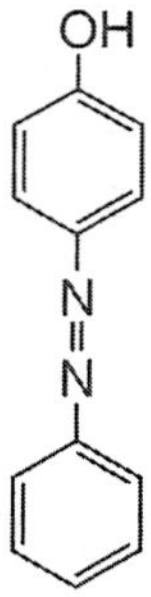

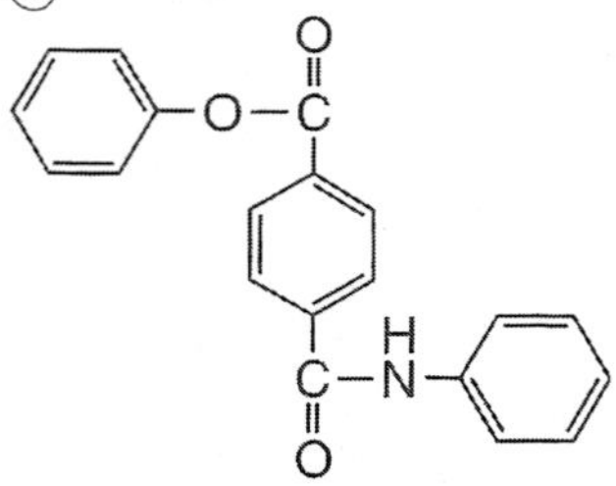

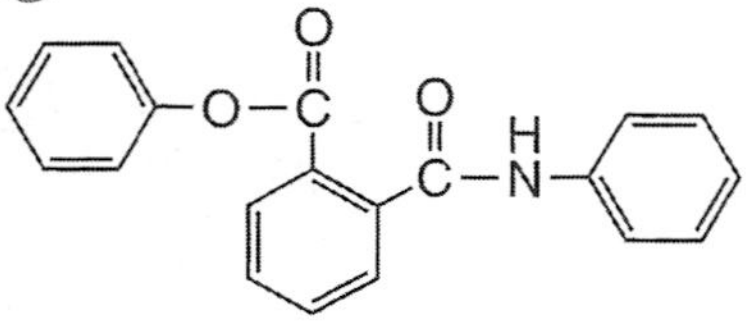

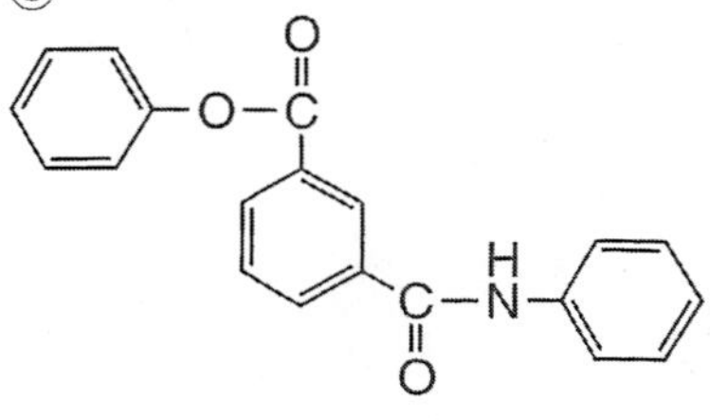

| 46 | に対する解答群

① 酢　酸　　② マレイン酸　　③ フマル酸　　④ アジピン酸

⑤ 安息香酸　　⑥ フタル酸　　⑦ イソフタル酸　　⑧ テレフタル酸

| 48 | および | 51 | に対する解答群

① 付　加　　② 置　換　　③ 酸　化　　④ 還　元

⑤ 中　和　　⑥ アセチル化　　⑦ ジアゾ化　　⑧ スルホン化

⑨ ニトロ化　　⓪ 重　合　　ⓐ 転　化

| 49 | に対する解答群

① 濃硫酸　　② メタノール　　③ 無水酢酸　　④ プロピオン酸

⑤ 無水プロピオン酸

52 および 53 に対する解答群

① CH₃ CH₃ (benzene with two CH₃)

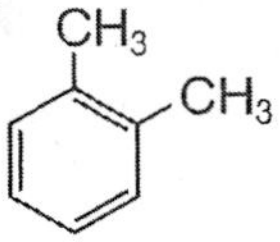

② CH₃ NO₂

③ CH₃ OH

④ OH NO₂

⑤ OH C(=O)-OH

⑥ OH C(=O)-O-CH₃

⑦ OH CH₂-OH

⑧ O C-CH₃, C(=O)-OH

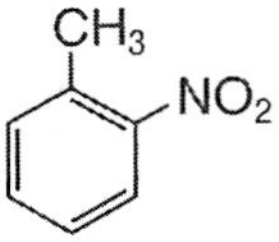

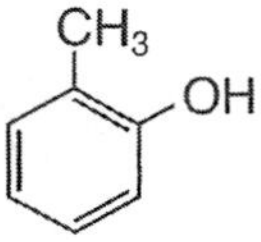

⑨ CH₃ CH₃

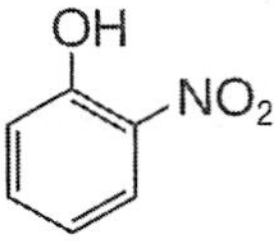

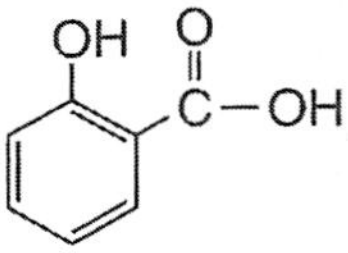

⓪ CH₃ NO₂

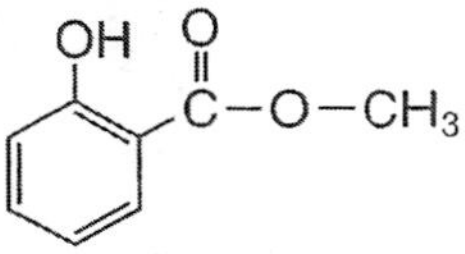

ⓐ CH₃ OH

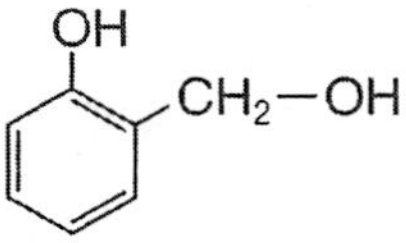

ⓑ OH NO₂

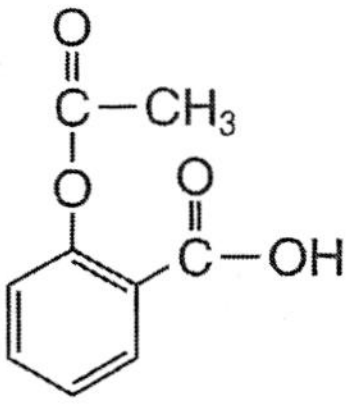

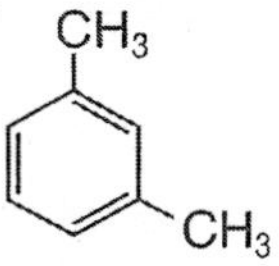

ⓒ OH C-OH O

ⓓ OH CH₂-OH

ⓔ (benzene)

ⓕ (naphthalene)

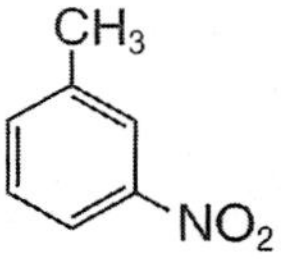

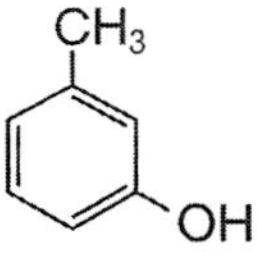

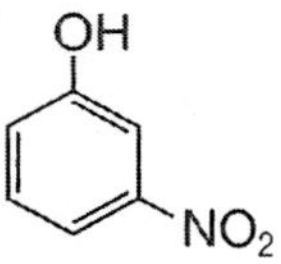

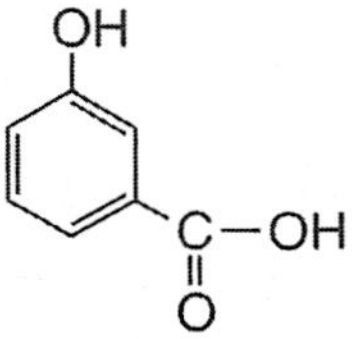

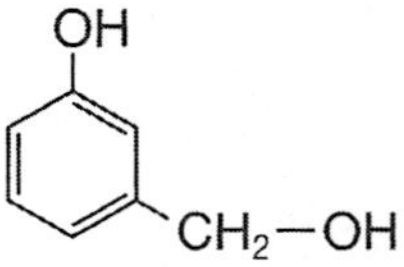

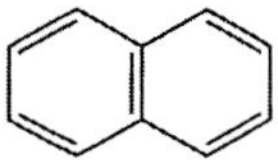

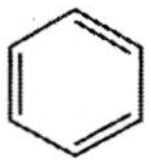

英　語

解答

6年度

I

〔解答〕

[A] 1．エ　　2．ウ　　3．イ

[B] 4．エ　　5．ア　　6．ア

〔出題者が求めたポイント〕

[A] 選択肢訳

1．ア．今週末は無理ですが、来月なら大丈夫です。

　　イ．この前の試合で怪我をしてしまったので、ビーチでのんびりします。

　　ウ．天気が悪くなると聞きました。

　　エ．今週末、キミはサッカーの大会があると思ってた。

2．ア．ボクは木曜日から日曜日の昼まで予定がある。

　　イ．ボクは月曜日から土曜日まで仕事があるけど、それ以外は空いています。

　　ウ．ボクは平日働いていて、その日は午前中に歯医者の予約がある。

　　エ．ボクは土曜日はいつも空いています。今週はタイミングが悪いだけで。

3．ア．一年のこの時期、バスはビーチまで直通していない

　　イ．駐車場の心配をしなくていいように、電車で行くのはどう

　　ウ．車で行けば、多くの人が到着する前に到着できるのでは

　　エ．ビーチの後、周辺をドライブしてみる

[B] 選択肢訳

4．ア．壮健で、読書が好きで、買い物に行くのが好き

　　イ．上手に絵が描けて、美術館巡りが好きで、よく旅行に行く

　　ウ．裁縫や、勉強や、映画鑑賞を楽しむ

　　エ．散歩したり、伝統的な料理を作ったり、ボードゲームをしたり

5．ア．月に2、3回だけのボランティアなので、バイトも続けてる。

　　イ．週に2、3日ボランティアをしながら、アルバイトを続けているので、まだ自由な時間がある。

　　ウ．ボランティアと週4日のアルバイトは悪くないスケジュールだ。

　　エ．週2回働いて、毎週土曜日と日曜日にボランティアに行くことで、勉強する時間が十分に取れる。

6．ア．求められる仕事がこなせない理由はないと思う

　　イ．創造力を必要とする、ちょっとした挑戦になりそうだ

　　ウ．あなたにその資格があるかどうかを確認する必要がある

　　エ．シニアセンターを訪問するという決断を考え直

したほうがいいかもしれない

〔全訳〕

[A]

A：やあ、ダニエル。今週末、ビーチに行くこと考えた？

B：今週末、キミはサッカーの大会があると思ってた。

A：実は、試合は来月に延期になったんだ。だから、海行く？

B：なら、いいかもね。どの日に行こうと思っていたの？

A：今週の土曜日の午後に行こうと思ってる。みんなは普通、電車かバスで行くから、交通の便はそんなに悪くないはずだよ。

B：そうだね、その時間がいいね。ボクは平日働いていて、その日は午前中に歯医者の予約がある。どうやって行くつもりだったの？

A：その日はキミの車を使わせてもらえないかな？　車で何度も行ったことがあるから、道は知っているよ。

B：そうだね、それがそこに行く一番いい方法だと思うのなら、ボクは車を使ってもいいよ。

A：でも実際ね、駐車場の心配をしなくていいように、電車で行くのはどう？

B：いいね。駐車場は混んでいるかもしれないしね。何時に出発する？

A：1時でどう？　15分前に3番線前のホームに集合しよう。

B：わかった。12:45に会おう。

[B]

A：やあ、アン。しばらく会ってなかったね。どうしてたの？

B：毎週火曜と木曜にパートタイムで働くほか、毎月第2と第3土曜にシニアセンターでボランティアをしているわ。

A：それは知らなかった。それで、どうなの？

B：日課が好きなの。短い散歩をしたり、料理したり、将棋などのゲームを楽しんだり。年に一度の秋祭りのために工作もするわ。

A：散歩したり、伝統的な料理を作ったり、ボードゲームをしたりなんて、シニアセンターにぴったりのスキルを持ってるんだね。でも、仕事は難しいと感じない？

B：忍耐と理解が必要なので、難しいこともあるわ。

A：キミの意見では、ボランティアをしていてよかったことは何？

B：そうね、人を助けることで自分自身について学ぶことがたくさんあるの。月に2、3回だけのボランティアなので、バイトも続けてるわ。

A：うまくいっているみたいだね。ボクも地域の役に立ちたいとは思ってるんだけど、キミも知ってるように、ボクはキミみたいに積極的でもクリエイティブ

でもないんだ。

B：その心配はないわ。特別なスキルは必要ないの。た
いていは、ただ会話をするのが一番よ。

A：それが本当に重要なことなの？　コミュニケーショ
ン能力だね。

B：ええ、それだけで十分よ。だから、<u>求められる仕事
がこなせない理由</u>はないと思うわ。

A：年配の人の中には、素晴らしいエピソードを持って
いる人もいるだろうね。いつか一緒に訪問して、ど
んなエピソードなのか知りたいね。

Ⅱ

〔解答〕

7. ク　　8. カ　　9. ア

10. オ　　11. イ　　12. ウ

〔出題者が求めたポイント〕

(7)　関係代名詞の what が正解。what may have been
one of the world's first landfill sites で「世界初の埋
立地のひとつだったかもしれないもの」が直訳。

(8)　「〜のままである」という意味の第 2 文型動詞
remains が正解。landfill remains the most common
way to deal with trash で「埋め立てがゴミを処理す
る最も一般的な方法のままである」が直訳。

(9)　「やり方、取り組み方」という意味の名詞 approach
が正解。

(10)　「（気体など）を放出する」という意味の他動詞
release が正解。

(11)　「〜を引き付ける」という意味の他動詞 attract が正
解。

(12)　「いっぱいの」という意味の形容詞 full が正解。

〔全訳〕

　紀元前 400 年頃、アテネ市政府はゴミの路上投棄を禁
止する条例を導入した。その時以降、ゴミは城壁の外に
ある、世界初の埋立地のひとつだったであろう場所に運
ばなければならなくなった。以来、状況はあまり変わっ
ていない。多くの国において、ゴミを処理する最も一般
的な方法は、依然として埋め立てである。例えばルーマ
ニアでは、都市ごみの 99％が埋立地に運ばれている。

　このようなゴミ処理のやり方には多くの問題がある。
埋立地には有毒な化学物質が含まれていることが多く、
土壌や地下水を汚染する恐れがある。ゴミが分解される
と、メタンガスのような有害なガスが放出されることが
ある。埋立地は見た目も悪く、悪臭を放つ。ネズミやハ
エも寄ってくる。やがて埋立地は満杯になり、新しい埋
立地を作らなければならなくなる。アメリカのような巨
大な国であっても、新しい埋立地に適した場所を見つけ
るのはもはや容易ではないが、シンガポールのような小
さな島国にとっては、それははるかに大きな課題なの
だ。

Ⅲ

〔解答〕

13. ア　　14. エ　　15. イ　　16. イ

17. ア　　18. ウ　　19. ウ　　20. ア

〔出題者が求めたポイント〕

13.　「閉まっている、閉店の」という意味の形容詞
closed が正解。remain closed で「閉まったままで
ある」という意味になる。

14.　正解の Those を入れた形、Those who は Those
people who から people を省略した形。Anyone は
単数なので、動詞の think ならびに do と一致しない
ため 不可。 仮 に think が thinks、do が does、
managers が a manager なら、Anyone が正解となる。

15.　付帯状況の with は、with A B で「A が B の状態で」
という意味になる。正解の shut は「閉じる」という
意味の shut の過去分詞形。with her eyes shut で「彼
女の目が閉じられた状態で」が直訳。with her eyes
closed と同意。

16.　分詞構文を作る Built が正解。Having been built
から Having been が省略された形。「1972 年に建設
されたこのカプセルタワーは」と訳すことも可。

17.　使役動詞 have は、have ＋ O ＋ 動詞原形で「O に
〜させる」という意味になる。call back は「折り返
し電話をする」。

18.　as if の後ろは一般的に仮定法が用いられるので、
過去形の drew が正解。現在形を用いることも可能だ
が、ここでは主語が単数の the place なので、draw
は不可。draws なら正解とすることができる。

19.　on no account「どんなことが（理由が）あっても〜
しない」。否定語を含む副詞が文頭に出たため、倒置
が起きて、疑問文の語順になっている。

20.　Although he is frightening in appearance から he
is を省略した形。副詞節を導く従属接続詞の後ろの S
＋ be 動詞は省略されることがある。

〔問題文訳〕

13.　先月以降、改装が遅れているせいで、依然としてそ
の店は閉まったままだ。

14.　従業員を道具のように考えている人間は、経営者と
して成功しない。

15.　ジェーンは会議の間、目を閉じて座っていた。

16.　このカプセルタワーは、1972 年に建設されたもの
だが、今でも建築家のユニークなビジョンを象徴する
ものとして建っている。

17.　娘が帰宅したら、すぐにあなたに折り返し電話させ
ます。

18.　住人全員が芸術家なので、その場所はまるで価値観
の似た人々を引き付けるかのようだ。

19.　あなたを深く信頼している人に、どんなことがあっ
ても嘘をついてはいけない。

20.　見た目は怖いが、彼は動物を愛する優しい人です。

IV

〔解答〕

21. ア　　22. ウ　　23. ア　　24. ア

〔問題文訳〕

21.「ボブはその決断をしたとき、両親を失望させた。」
　ア．ボブはその決断をしたとき、両親を失望させた。
　イ．ボブはその決断をしたとき、両親を驚かせた。
　ウ．ボブはその決断をしたとき、両親を喜ばせた。
　エ．ボブはその決断をしたとき、両親を助けるのをやめた。

22.「その従業員は会社の服装規定を守るように言われた。」
　ア．その従業員は会社の適切な服装に関するガイドラインを考慮するように言われた。
　イ．その従業員は会社の服装に関する規則を説明するよう言われた。
　ウ．その従業員は会社の服装に関するガイドラインに従うように言われた。
　エ．その従業員は会社の服装に関する規則を改定するよう言われた。

23.「警察は捜査結果を適当なときに明らかにする。」
　ア．捜査結果は適当な時期に警察から開示される。
　イ．捜査結果は直ちに警察から示される。
　ウ．警察は捜査結果を速やかに発表する。
　エ．警察は事件終了時に捜査結果を公表する。

24.「メアリーは、自分の結婚披露宴でのスピーチを省くことにした。」
　ア．メアリーは、自分の結婚披露宴でのスピーチはなしにした。
　イ．メアリーは、自分の結婚披露宴でのスピーチの質を高めることにした。
　ウ．メアリーは、自分の結婚披露宴で長いスピーチをしないことにした。
　エ．メアリーは、自分の結婚披露宴でのスピーチの数を減らすことにした。

V

〔解答〕

25. エ　　26. ア　　27. ア　　28. ウ　　29. イ

〔問題文訳〕

25. ア．enthusiasm「熱意」
　　イ．envy「羨望」
　　ウ．shame「恥」
　　エ．sympathy「同情」
26. ア．concrete「明確な、具体的な」
　　イ．inherent「固有の」
　　ウ．novel「斬新な」
　　エ．sufficient「十分な」
27. ア．abruptly「突然」
　　イ．consistently「一貫して」
　　ウ．deliberately「故意に」
　　エ．gradually「徐々に」

28. ア．administrator「管理者」
　　イ．advocate「支持者」
　　ウ．applicant「応募者」
　　エ．attendant「付添人」
29. ア．discipline「罰する、しつける」
　　イ．dismiss「解雇する」
　　ウ．promote「昇進させる」
　　エ．punish「罰する」

〔問題文訳〕

25.（a）苦しんでいる誰かや何かを理解し、気にかけていることを示すこと
　　（b）私たちはその災害の犠牲者に大いに同情している。
26.（a）明確な、または確実な
　　（b）警察が彼を逮捕したのは、彼が犯罪を犯したという明確な証拠があるからだ。
27.（a）突然、または予期せぬやり方で
　　（b）車が突然止まったので、私たちは座席の前に投げ出された。
28.（a）何かを求める人、特に職を求めたり、機関に入ることを希望する人
　　（b）ジョンは本社の仕事の応募者だった。
29.（a）人をある地位から正式に解任する
　　（b）事件の後、会社はその従業員を会社の方針に違反したとして解雇することを決定した。

VI

〔解答〕

［A］30. エ　　31. イ
［B］32. オ　　33. イ
［C］34. ウ　　35. ア
［D］36. カ　　37. エ

〔出題者が求めたポイント〕

正解の英文

［A］（No）（matter）（how）（long）（it）（lasted），the people kept listening to her presentation.

［B］The book（turned）（out）（to）（be）（popular）（once）published.

［C］We plan to（keep）（the party）（secret）（from）（the graduates）（in）order to surprise them.

［D］（Whatever）（it）（takes）（her）（to）（realize）dream, Judy is determined to do it.

VII

〔解答〕

問1　エ　　問2　ア　　問3　イ　　問4　ウ
問5　ウ　　問6　ウ　　問7　エ、オ

〔出題者が求めたポイント〕

選択肢訳

問1 ア．北京語は世界で最も話されている第一言語のトップ3に入っている。

イ．より支配的な言語が、地域言語の消滅を引き起こしつつある。

ウ．支配的な言語が有益である理由のひとつは、ビジネスで頻繁に使用されることである。

エ．地域言語が増えるにつれて、世界中の言語の数が増えている。← 地域言語も世界の言語も減っている

問2 ア．推計によると、支配的な言語の普及により、2,000あまりの言語が消滅の危機に瀕している。← 本文に「約6,500言語のうち約3分の1の存続が危ぶまれている」と書かれていることから

イ．地域言語は絶滅の危機にさらされていない。

ウ．言語の喪失と動物種の絶滅は、比べることのできない2つの問題である。

エ．地域言語の数は、ほぼ週に1つの割合で減少している。

問3 ア．口語表現は通常、その文化の明確な特徴をほとんど示さない。

イ．言語は、特定の話者グループがどのように生活し、彼らが特定の環境とどのように交流しているかを反映することができる。← 第3段落第3文以下の内容から

ウ．英語と同じように、イヌイット語には様々な種類の雪を表す表現がたくさんある。

エ．語彙は文化的特徴を反映するが、文法は反映しない。

問4 ア．様々な見方を持つことで、私たちは人間界や自然界についてさらなる知識を得ることができる。

イ．言語学的証拠は歴史的な文化移動を再構築するのに使うことができる。

ウ．考古学者のロバート・パークは、トゥーレ語とイヌイット語の言語的ルーツは異なると考えている。← 本文には「類似性がある」と書かれている

エ．先住民の植物の名称の意味を調査することで、科学者たちは新しい種類の植物を発見した。

問5 ア．文化的抑圧は、言語が後世に受け継がれるのを妨げることがある。

イ．言語は、数が減ると絶滅の危機に瀕するという点で、生物種に似ている。

ウ．言語は、ひとえに自然災害や紛争のせいで消滅した。← 本文には「飢饉、強制的な文化的抑圧」などの理由も書かれている

エ．言語コミュニティは、年長者の意見を聞き、若者が自分たちの言語を話すよう奨励されることで存続できる。

問6 ア．ユネスコの出版物の編集者は、多言語主義の割合は減少するどころかむしろ増加傾向にあると述べている。

イ．残念なことに、絶滅の危機に瀕している言語を救うために行動を起こす必要性が見過ごされている。

ウ．学校やメディアで少数言語を使用することは、その言語の衰退をもたらすのではなく、その使用を促す。← 第6段落最終文から

エ．ユネスコは『危機に瀕する世界の言語アトラス』を作成し、オンラインで利用できるようにしたいと考えている。

問7 ア．標準中国語、スペイン語、英語が第一言語として使われるようになり、特定の地域では地域言語が広まりつつある。

イ．支配的な言語は、商業や科学などの分野で使用されることで悪影響を受ける。

ウ．先住民の言語には、彼らの独特の生活様式を示す言葉がない。

エ．アルゴンキン諸語の文法では、「あなた」の用法は英語とは異なる。← 第3段落最終文に一致

オ．現在のイヌイット語とトゥーレの言語には多くの共通点がある。← 第4段落第4文に一致

カ．『危機に瀕する世界の言語アトラス』は、第二外国語を話すことは稀だと考えている。

キ．少数言語の書き言葉、話し言葉の使用を教育においてのみ支援することは、その言語の継続的な使用のための十分な働きかけとみなされている。

〔全訳〕
　世界中の言語は、英語のような言語が地域の言語を飲み込みながら、少数に収束しつつある。第一言語話者数の3大言語は、北京語、スペイン語、英語である。支配的な言語の価値は、ビジネス、政治、科学、大衆文化に広く使われていることからもわかる。

　しかし、こうした支配的な言語が、貴重な地域言語を締め出そうとしている。言語学者の推計によると、世界中に約6,500ある言語のうち、約3分の1が存続が危ぶまれているか、絶滅の危機に瀕している。一部の言語学者によれば、推定される全世界における絶滅の割合は、数週間に1つの言語が失われているとのことだ。世界が人種を失っているように聞こえるが、ある意味で、実際そうなのだ。

　ひとつの言語が失われると、つまり生きている人が別の人に言語を教えることができなくなると、ひとつの世界観が失われる。外国語の表現には翻訳できないものがある。口語表現は通常、その文化のユニークな側面を反映している。例えば、カナダやオーストラリアの先住民の言語には、環境と密接に結びついた生活様式を反映する言葉がある。言葉が、英語話者の経験とは異なる時間や風景の状況全体を包含することができるのだ。イヌイット語は「雪」を多くの具体的な方法で表現することができる。アルゴンキン諸語においては、文法上の一人称は「あなた」であり、聞き手が最初に来る。

　このような見方は、人間界と自然界をより深く知るために不可欠である。植物学者たちは、同一に見えた植物の、先住民における名称の意味を調べた結果、新種の植物を発見した。考古学者たちは、言語を使って歴史的文化の移動を追跡している。ウォータールー大学のロバート・パーク教授は、現存するイヌイット・コミュニティの祖先の起源は、トゥーレ文化で話されているイヌクテ

イトゥット語と現在のイヌイット語の類似性によって部分的に説明できることを知っている。古代のトゥーレ族がアラスカからラブラドル、グリーンランドへと東に移動したことは、現在も相互に理解可能な方言が生きているという証拠からも分かる。

　言語は、再生しないと数が減少して絶滅の危機に瀕する生き物とよく似ている。局地的な自然災害や戦争、飢饉は、言語が歴史の裂け目からこぼれ落ちてしまう理由の一部である。強制的な文化的抑圧のために、子どもたちに継承されなかった言語もあるだろう。言語コミュニティは、年長者の声を聞き、若者が話し続けられるような誇りを取り戻すとき、復元力を示すことができる。

　絶滅の危機にある言語を保護するために、さまざまな団体が行動を起こしている。ユネスコは『危機に瀕する世界の言語アトラス』をオンラインで公開している。このアトラスの編集者は、世界では多言語であることの方がまだ一般的であり、多言語主義は減少しているものの、少数言語の継続的使用を支える有利な条件があると述べている。コミュニティは、学校やメディアなど、複数の場所で自分たちの言語を聞いたり、読んだり、話したりすることを奨励する必要がある。

化　学

解答　6年度

I

〔解答〕

①②　②①　③①　④⑦　⑤④　⑥④　⑦⑤
⑧②　⑨③　⑩④　⑪②　⑫⑤　⑬④

〔出題者が求めたポイント〕

化学結合

〔解答のプロセス〕

①〜⑤　Na は陽性の強い原子で，エネルギーを吸収①して陽イオン Na^+ になり，Cl は陰性の強い原子で，e^- を得てエネルギーを放出して陰イオン Cl^- になる。Na^+ と Cl^- は静電気力②で引き合って結合する。この結合をイオン結合③という。イオン結合は一般には金属イオンと非金属元素を主体とする陰イオンから成る $K_2Cr_2O_7$ ④のような物質が多いが，非金属元素同士から成る NH_4Cl ⑤のような場合もある。

⑥〜⑧　金属元素同士の結合では価電子⑥が原子から離れて全原子間を動き回る自由電子⑦となり，全原子が全自由電子を共有して結合する。このような結合を金属結合⑧という。

⑨〜⑫　H_2O 分子では，O 原子の価電子 6 個のうち 2 個の不対電子⑨と H 原子の不対電子を互いに出し合って共有した共有結合⑩で結合している。さらに H_2O 分子中の O 原子の非共有電子対⑪を H^+ イオンの K 殻の空所に提供して共有し（配位結合⑫）オキソニウムイオン H_3O^+ が生じる。

⑬　異なる原子間での共有電子対は，電子を引き寄せる力の違いによりどちらか一方の原子に偏っている。これを結合の極性といい。電子を引き寄せる力の強さの程度を表す値を電気陰性度⑬という。

II

〔解答〕

⑭④　⑮⑤　⑯①　⑰④　⑱①　⑲②　⑳ⓐ
㉑②　㉒①　㉓⑤　㉔⑧

〔出題者が求めたポイント〕

反応の速さ，活性化エネルギーの算出

〔解答のプロセス〕

⑭〜⑲　反応の速さを決める要素には温度，濃度，触媒がある。

　　分子の間で反応が起こるためには，分子同士が活性化エネルギー⑯以上のエネルギーをもって衝突する必要がある。このとき絶対温度⑭が上昇すると，運動エネルギー⑰の大きい分子が増えるので活性化エネルギーをもった分子が増え，反応速度が大きく⑱なる。

　　また適切な触媒⑮を用いると活性化エネルギーの小さい⑲反応経路がつくられるので反応は速くなる。

⑳〜㉒　活性化エネルギー E_a についてアレニウスの式

が与えられている。

$$k = Ae^{-\frac{E_a}{RT}} \quad \cdots(\text{i})$$

$$\begin{pmatrix} k：反応速度定数，A：比例定数 \\ e：自然対数の底，E_a：活性化エネルギー \\ R：気体定数，T：絶対温度 \end{pmatrix}$$

(i)式について自然対数をとると

$$\log_e k = \log_e A \,⑳- \frac{E_a}{RT}\,㉑ \quad \cdots(\text{ii})$$

この式を縦軸を $\log_e k$，横軸を絶対温度の逆数としてグラフに表すと，右のような傾き $-\dfrac{E_a}{R}$ の直線となる。

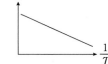

よって絶対温度の変動に対する k の変動は大きい㉒。

㉓，㉔　与えられた数値を式(ii)に入れると

$$\log_e(1.0 \times 10^{-6}) = \log_e A - \frac{E_a}{R \times 300} \quad \cdots(\text{iii})$$

$$\log_e(1.0 \times 10^{-3}) = \log_e A - \frac{E_a}{R \times 350} \quad \cdots(\text{iv})$$

(iv)式 − (iii)式　より

$$\log_e \left(\frac{1.0 \times 10^{-3}}{1.0 \times 10^{-6}}\right) = \frac{E_a}{R}\left(\frac{1}{300} - \frac{1}{350}\right)$$

$$\log_e 10^3 = \frac{E_a}{8.31\,\text{J/(K·mol)}}\left(\frac{350 - 300}{300 \times 350}\right)/\text{K}$$

$$\log_e 10^3 = 3\log_e 10 = 3 \times 2.3　であるから$$

$$E_a = \frac{3 \times 2.3 \times 8.31\,\text{J/mol} \times 300 \times 350}{50}$$

$$= 1.204 \times 10^5\,\text{J/mol} \fallingdotseq 1.20 \times 10^2\,\text{kJ/mol}$$

III

〔解答〕

㉕③　㉖③　㉗④　㉘①　㉙④　㉚⑤　㉛③
㉜③　㉝⑦　㉞②　㉟③　㊱④　㊲④　㊳④
㊴①　㊵③

〔出題者が求めたポイント〕

酸化還元滴定によるオゾンの定量

〔解答のプロセス〕

㉕〜㉗　オゾン O_3 は酸素㉕ O_2 に紫外線を当てるとつくられる淡青色㉖の気体で，酸化㉗力が強い。

$$3O_2 \longrightarrow 2O_3$$

㉘〜㉛　硫酸酸性の過マンガン酸カリウムの酸化作用は次式。

$$MnO_4^- + 8H^+ + 5e^- \longrightarrow Mn^{2+} + 4H_2O \quad \cdots①$$

ヨウ化カリウムの還元作用は次式。

$$2I^- \longrightarrow I_2 + 2e^- \quad \cdots②$$

①×2＋②×5　より

$$2MnO_4^- + 16H^+ + 10I^-$$

$$\longrightarrow 2Mn^{2+} + 8H_2O + 5I_2$$

両辺に $12K^+$，$8SO_4{}^{2-}$ を加えて整理すると

$$2KMnO_4 + 8H_2SO_4 + 10KI$$
$$\longrightarrow 2MnSO_4 + 6K_2SO_4 + 8H_2O + 5I_2$$

よって，$2 + 8 + 10 = 20$ ㉚

$$2 + 6 + 8 + 5 = 21\ ㉛$$

滴定のとき一定量の溶液を量り取る器具はホールピペット㉘である。

この反応で $KMnO_4$ 2mol から I_2 5mol が生じるから，生じる I_2 は

$$0.040\,\text{mol/L} \times \frac{10}{1000}\,\text{L} \times \frac{5}{2} = 0.0010\,\text{mol}\ ㉛$$

㉜～㉟　I_2 は e^- を受け取る反応（酸化作用）はするが e^- を与える反応はしない。よって $Na_2S_2O_3$ は e^- を与える反応（還元作用）をする。

$$I_2 + 2e^- \longrightarrow 2I^-\ ㉞$$
$$2S_2O_3{}^{2-} \longrightarrow S_4O_6{}^{2-} + 2e^-\ ㉟$$

よって，$I_2 + 2S_2O_3{}^{2-} \longrightarrow 2I^- + S_4O_6{}^{2-}$ …③

滴定のとき溶液を滴下する器具はビュレット㉜である。

この反応で I_2 1mol と $Na_2S_2O_3$ 2mol が反応するから，

$$0.0010\,\text{mol} \times 2 = x\,[\text{mol/L}] \times \frac{20}{1000}\,\text{L}$$
$$x = 0.10\,[\text{mol/L}]\ ㉝$$

㊱～㊳　O_3 の酸化作用は

$$O_3 + H_2O + 2e^- \longrightarrow O_2 + 2OH^-\ …④$$

KI の反応は　$2I^- \longrightarrow I_2 + 2e^-$ …⑤

④＋⑤　より

$$O_3 + H_2O + 2I^- \longrightarrow O_2 + 2OH^- + I_2\ …⑥$$

両辺に $2K^+$ を加えて整理すると

$$O_3 + 2KI + H_2O \longrightarrow O_2 + 2KOH + I_2$$

よって，$1 + 2 + 1 = 4$ ㊱

$$1 + 2 + 1 = 4\ ㊲$$

O_3 1mol $\longrightarrow$ I_2 1mol（式⑥）$\longrightarrow$ $Na_2S_2O_3$ 2mol（式③）の関係があるから，O_3 は

$$0.10\,\text{mol/L} \times \frac{40}{1000}\,\text{L} \times \frac{1}{2} = 0.0020\,\text{mol}\ ㊳$$

㊴　オゾン滴定法は酸化還元反応を利用したものであるから，①～⑥より酸化還元反応を選ぶと①が該当する。②～⑥では別の塩が生じているが酸化数の変化はない。

㊵　I_2 の色が薄くなり滴定の終点が明確でなくなるので微量の I_2 でも呈色するデンプンを指示薬として用いる。

Ⅳ
〔解答〕
㊶⑦　㊷②　㊸(f)　㊹③　㊺①　㊻⑥　㊼⑦
㊽④　㊾③　㊿⑤　51②　52①　53(f)
〔出題者が求めたポイント〕
芳香族化合物の推定，製法，性質

〔解答のプロセス〕

㊶～㊻　化合物 A の加水分解生成物 B はジエチルエーテル層(i)に含まれるから，中性または塩基性の物質であるが，二クロム酸カリウムで黒色物質になるからアニリンと推定され，文2)と合致する。黒色物質はアニリンブラック。

塩化鉄(Ⅲ)により紫色を呈する化合物 C はフェノールであり，文3)と合致する。水層(ii)で Na 塩になっているフェノールからフェノールを遊離させるにはフェノールより強い酸である CO_2 ㊶を用いればよい。

ここで希塩酸を用いるのは D も析出させるので不適。

酸性の水層(iii)に希塩酸㊷を加えると弱酸 D が遊離する。D は選択肢よりカルボン酸で，分子内脱水するから 2 個のカルボキシ基が近い位置にある物質であるが，脱水生成物 E の製法の文4)より，E は無水フタル酸，D はフタル酸とわかる。

以上より B は ㊹，C は ㊺，

D は ㊻，A はフタル酸にアニリンがアミド結合で，フェノールがエステル結合で結合した

㊸である。

㊼～㊾　文2)，スズと塩酸を反応させることでわかる。ニトロベンゼンをスズと塩酸で還元㊽するとアニリンの塩酸塩が生じるので，水酸化ナトリウムを作用してアニリン(B)を遊離する。

アニリンに無水酢酸を作用すると白色固体のアセトアニリドが生じる。

㊿，51　文3)，フェノール(C)の製法は多いが，その 1 つの原料はベンゼンスルホン酸である。ベンゼンスルホン酸を中和した後水酸化ナトリウムでアルカリ融解すると，ナトリウムフェノキシド(C の Na 塩)が生じる。

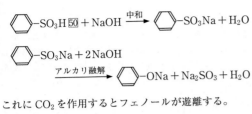

これに CO_2 を作用するとフェノールが遊離する。

フェノールは $-OH$ のために反応し易くなっており
フェノールに臭素水を加えると置換反応51により
2,4,6-トリブロモフェノールの白色沈殿が生じる。

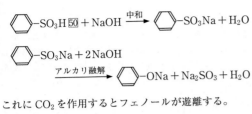

2,4,6-トリブロモフェノール

52, 53　文4），オルトキシレン，ナフタレンを V_2O_5 と
ともに酸化すると，無水フタル酸が生じる。

令和5年度

問　題　と　解　答

英 語

問題

（60分）

5年度

11月19日試験

Ⅰ 次の対話文の空所に入れるのに最も適当なものを，それぞれア〜エから一つ選べ。

〔A〕

　A： Have you heard about the new art exhibition at the City Museum? It displays photos of street art from around the world.

　B： Street art? Is that like spray painting on buildings and walls?

　A： Yeah, it does include stuff like that, but I think there's more to it. Why don't we go and see it together this weekend?

　B： _____1_____

　A： Oh, seriously? That's too bad. I thought you would be.

　B： I mean, can you really consider graffiti an acceptable form of art?

　A： If it's done right, I think it's creative and makes you think. _____2_____

　B： You're joking, right? I prefer much quieter colors than the bold and bright ones you're talking about. Besides, such "art" is a crime!

　A： Well, I think some works make statements about social issues that need to be addressed.

　B： But sometimes it's done on private property. Shop owners never asked for it to be on their stores. Usually, they're the ones who have to remove it.

　A： Yeah, I suppose so, but I think you should open your mind. Listen, _____3_____ . We can go there afterwards, and I'll treat you.

　B： I'm sorry, Alistair. Not even the juiciest and most expensive cut they have will get me to go there!

1． ア． Actually, I was going to suggest the exact same thing!

　　イ． Funnily enough, I already went there last week with Alistair!

　　ウ． To be honest, I'm not interested in that kind of art.

　　エ． Unfortunately, I have other plans with Karen.

2． ア． Also, I like to guess what the artist is trying to express.

　　イ． Also, the art makes me feel like I'm looking at a vivid rainbow.

　　ウ． And individual artists have their own unique point of view.

　　エ． And the various shades of gray are really quite appealing.

3． ア． the art gallery is next to my favorite ice cream shop

　　イ． the exhibit is near the video game place you like

　　ウ． the exhibition is really close to your favorite clothing store

　　エ． the museum is across from the best steak restaurant in town

〔B〕

A: Hey, Jeremy! Are you getting used to life in New York City?

B: It's definitely a big change from what I'm used to with all the crowds and traffic. I sometimes miss rural life on the farm with my family.

A: Indeed. Urban life can be challenging, and it certainly takes some time to adjust.

B: Agreed. You're from the countryside too, so how long did it take you?

A: 4   because I rather liked the change of pace, and my awesome roommate made me feel comfortable in the big city right away.

B: Oh, that makes me feel optimistic. Now that I'm living by myself, I'm thinking about getting some kind of pet.

A: I think that's a great idea. Are you more of a cat or dog person?

B: 5

A: Is that so? Well, that wouldn't be what I'd recommend because one of my buddies said the tank is rather troublesome to clean.

B: I didn't think that far ahead. But I'm attracted to pets that don't make a lot of noise.

A: Ah, I see.   6

B: That's correct. You know me well. I love the sound of the bubbles, and the light through the glass will create a calming atmosphere at night.

A: OK then, let me introduce you to my friend. I think he'll be able to help you out.

4．ア．Actually, the adjustment was rather lengthy

　　イ．Honestly, more time than you could imagine

　　ウ．In actuality, not as long as I had expected

　　エ．Truthfully, I'm not sure if I ever really did

5．ア．Dogs for sure because I need a companion when I go running.

　　イ．I've always found cats to have a certain mysterious charm to them.

　　ウ．Well, I'm OK with either, so I wanted to get your recommendation.

　　エ．You know, I'm actually looking to get some tropical fish.

6．ア．You mentioned, though, that you don't mind barking, right?

　　イ．You really don't want to disturb your roommate, right?

　　ウ．You said last time that furry animals are not allowed in your apartment, right?

　　エ．You told me before you have a difficult time relaxing and sleeping at night, right?

Ⅱ　次の英文の空所に入れるのに最も適当な語を，ア〜クから選べ。ただし，同じものを繰り返し用いてはならない。

Have you ever suffered serious damage from a typhoon? Well, lots of people in Japan have. Every year, typhoons (7) a large amount of damage somewhere in the country. Much of it comes in what is known as "Typhoon Ginza." This is a part of Japan that typhoons most often pass through and refers mainly to Okinawa, Kyushu, Shikoku, and the southern part of Kinki district.

A typhoon is a low pressure (8) that forms near the Equator and is characterized by strong winds, with an average wind speed of 17 meters per second or even higher. On average, 25 typhoons occur each year, and five or six of them (9) in Japan. Typhoons have occurred throughout Japanese history. They are (10) in several works of Japanese literature, including *The Tale of Genji* and *The Pillow Book*, and are referred to as "nowaki."

After a typhoon forms near the Equator, it takes about a week before it moves northward and (11) Japan. As a natural disaster, this makes them quite easy to forecast and prepare for. Careful preparation is the key to (12) damage from a typhoon. So be prepared, and you will have little to worry about.

ア．approaches	イ．arrives	ウ．cause
エ．described	オ．enclosing	カ．land
キ．minimizing	ク．system	

III　次の各英文の空所に入れるのに最も適当な語句を，ア～エから一つ選べ。

13. The townspeople were astonished to hear in the news (　　　) their mayor had resigned due to a scandal.

　ア．that　　　　イ．what　　　　ウ．which　　　　エ．who

14. (　　　) the company invests the additional revenue into the new program or saves it is entirely up to the owner.

　ア．As　　　　イ．Though　　　　ウ．Whether　　　　エ．While

15. The moving company found a box of clothes with some books inside which (　　　) left behind the curtain.

　ア．had　　　　イ．have been　　　ウ．is　　　　エ．was

16. The man's older sister had trouble recognizing him at first, not (　　　) him for more than a decade.

　ア．having seen　　イ．see　　　　ウ．seeing　　　　エ．to see

17. Takeshi's friends are often impressed by how good he is at thinking of a topic when there is nothing to (　　　).

　ア．have been talked　　　　　イ．have talked
　ウ．talk about　　　　　　　　エ．talk about it

18. Jane's colleagues are wondering (　　　) it was that made her decide to change jobs.

　ア．how　　　　イ．that　　　　ウ．what　　　　エ．why

19. Sleep deprivation is a health issue that cannot be overlooked and should be treated as （   ）.

　　ア．if　　　　　　イ．much　　　　ウ．such　　　　エ．though

20. The student thanked his teacher for giving him （   ） great advice on how to act during the job interview.

　　ア．a couple of　　イ．a few　　　　ウ．several　　　　エ．some

（次ページに続く）

Ⅳ　次の各英文の意味に最も近いものを，ア～エから一つ選べ。

21. While Jay wanted to go to Hawaii, he actually settled for a trip to New York.

　ア．Although Jay desired to go to Hawaii, he actually dreamed of taking a trip to New York.

　イ．Although Jay wished to go to Hawaii, he actually demanded a trip to New York as soon as possible.

　ウ．Though Hawaii was Jay's desired destination, he actually planned to take a trip to New York.

　エ．Though Jay wished to go to Hawaii, he actually accepted a trip to New York despite it not being his preferred option.

22. Sandra did not make much of the annual event.

　ア．Sandra did not actively participate in the event that happens every year.

　イ．Sandra did not believe that the annual event was boring.

　ウ．Sandra did not earn a lot of money from the event that occurs every year.

　エ．Sandra did not think that the annual event was important.

23. In accordance with the agreement, the government met all interested groups.

　ア．Despite breaking the agreement, the government met all interested groups.

　イ．In a debate about the agreement, the government met all interested groups.

　ウ．In conformity with the agreement, the government met all interested groups.

　エ．When formalizing the agreement, the government met all interested groups.

24. The manager decided not to drag her feet in solving the problem.

　ア．The manager chose not to delay solving the problem.

　イ．The manager chose not to think deeply in solving the problem.

　ウ．The manager decided not to become emotional in solving the problem.

　エ．The manager decided not to rush to solve the problem.

V　次の（a）に示される意味を持ち，かつ（b）の英文の空所に入れるのに最も適した
　　語を，それぞれア～エから一つ選べ。

25.　（a）to cause to run or fall from a container wastefully
　　　（b）The new flight attendant walked carefully so as not to （　　　）
　　　　　the coffee.
　　　　　　ア．burst　　　　　イ．flow　　　　　ウ．pour　　　　　エ．spill

26.　（a）almost not
　　　（b）The man's voice was so quiet that it was （　　　） above a
　　　　　whisper.
　　　　　　ア．absolutely　　　　　　　　　イ．consequently
　　　　　　ウ．desperately　　　　　　　　　エ．scarcely

27.　（a）the passing or sending of something to a different person or place
　　　（b）The doctor told us that washing our hands with soap can prevent
　　　　　the （　　　） of the influenza virus.
　　　　　　ア．admission　　　　　　　　　イ．emission
　　　　　　ウ．permission　　　　　　　　　エ．transmission

28.　（a）inside a particular country and not involving any other countries
　　　（b）Little by little, sales in the （　　　） market are on the rise.
　　　　　　ア．core　　　　　　　　　　　イ．domestic
　　　　　　ウ．inland　　　　　　　　　　エ．universal

29. （a）to indicate that something is very important
    （b）To avoid power shortages, the Prime Minister should（　　　）power conservation in his speeches.

    ア．criticize　　　　　　　　イ．emphasize

    ウ．initiate　　　　　　　　エ．notify

（次ページに続く）

Ⅵ　次の ［A］〜［D］の日本文に合うように，空所にそれぞれア〜カの適当な語句を
　　入れ，英文を完成させよ。解答は番号で指定された空所に入れるもののみをマーク
　　せよ。

［A］　あなたが自分のために歌ってほしい曲を選んでいいですよ。
　　　You　can　pick　whichever　（　　　）（　　　）（　30　）（　　　）（　31　）
　　（　　　）.
　　　　　ア．have　　　　　　　イ．song　　　　　　　ウ．sung
　　　　　エ．to you　　　　　　オ．would like to　　　カ．you

［B］　日本では，他のアジア諸国とは異なる方法で決定が下されることがしばしば
　　　ある。
　　　In　Japan,　decisions　are　often　（　　　）（　32　）（　　　）（　　　）
　　（　33　）（　　　）of other Asian countries.
　　　　　ア．different from　　　イ．in a way　　　　　ウ．is
　　　　　エ．made　　　　　　　オ．that　　　　　　　カ．which

［C］　その学生が引き起こした問題を通報するのは，私が初めてではない。
　　　I　am　not　（　　　）（　　　）（　34　）（　　　）（　　　）（　35　）the
　　student.
　　　　　ア．by　　　　　　　　イ．caused　　　　　　ウ．report
　　　　　エ．the first　　　　　オ．the trouble　　　　カ．to

［D］ 私以外の誰もが最悪だと思っていた考えが，長期的にはかなり効果的である

ことがわかった。

The idea that (36)( )( )( )( )(37)

quite effective in the long run.

ア．but イ．everyone ウ．me

エ．proved オ．the worst カ．thought to be

（次ページに続く）

Ⅶ　次の英文を読み，あとの問いに答えよ。

For thousands of years, people have been trying to understand the nature of humor. Ironically, humor is now taken very seriously, and its studying is something of an art and science. It doesn't matter what our language or country is—we all have laughter and humor. Some studies (39) show that adults laugh about 17.5 times a day, and that children laugh even more. About 11 percent of adult laughter comes from jokes, 17 percent from movies, television, and so on, and the rest comes from communicating with others. Many people choose their friends, dates, and even their marriage partners based on the other person's humor.

Humor has been around as long as humanity has. Our ability to laugh is from the oldest part of the brain, the part that also controls basic functions like breathing, sleeping, and eating. Some people believe that people first communicated through laughter, even before human language was around. Others believe that laughter began as a type of relief after some danger had passed. One of the first things a baby does is smile, and babies laugh long before they begin speaking.

Some other animals also laugh. Monkeys laugh almost daily, often (41) while chasing or wrestling each other. If a monkey is tickled, it will make a "pant, pant, pant" kind of laugh instead of the human "ha, ha, ha," which proves a connection between the apes and us. Rats make a "chirping" laugh when their stomach is tickled, and younger rats appear to like the older rats who tickle them more. Rats also enjoy being tickled by people.

People have long wondered what makes something funny. Many different theories about humor have been put forth. Plato thought that people laugh at the bad luck of others. Freud thought humor was a way of showing people's deeper fears and desires. Others think that humor happens when an idea goes in one direction and then changes at the last moment, so we expect one answer but suddenly get another. It could be that humor is a kind of "mind play" that tells us something about who we are and how our brain works.

Research shows that people who are more social and outgoing often laugh more and make more jokes. How funny you are and your type of humor may depend upon your age, intelligence, and how well your brain rewards you after you hear a joke. And then there are those who believe that humor is not based on science at all, but only on feeling.

問1　本文の第1段落の内容に合うものとして最も適当なものを，ア～エから一つ選べ。(38)

ア. A person's mother tongue determines that individual's ability to laugh and have a sense of humor.

イ. People have just started attempting to comprehend the character of humor.

ウ. Research which is being conducted on humor is considered both an art and a science to a certain extent.

エ. Whether someone has a sense of humor or not can depend upon his or her nationality.

問2　下線部(39)の内容に合わないものを，ア～エから一つ選べ。

　　ア．It can be said that entertainment media such as movies and television bring more laughter into adults' lives than jokes do.

　　イ．Jokes, movies, and television can all provoke laughter, but not as much as social interactions do.

　　ウ．Regarding the reasons behind adult laughter, jokes account for a little more than 10 percent.

　　エ．When comparing children and adults, the latter laugh more frequently per day.

問3　本文の第2段落の内容に合うものとして最も適当なものを，ア～エから一つ選べ。(40)

　　ア．It was long after the dawn of human history that humor became apparent in people's behavior.

　　イ．No one believes that language was preceded by laughter when people first communicated.

　　ウ．The oldest part of the brain which is responsible for our vital functions enables us to laugh.

　　エ．There is an argument that laughter started as a stress relief option when people sensed danger approaching them.

問4　下線部(41)の内容に<u>合わないもの</u>を，ア～エから一つ選べ。

ア．Monkeys break into laughter often when they are being playful with each other.

イ．Monkeys, when they are tickled, will use their voices to laugh whereas humans emit more of a panting laughter.

ウ．The type of laugh that rats produce when they are tickled on the stomach differs from that of monkeys.

エ．Younger rats seem to have a preference for older rats who tickle them to a greater extent.

問5　本文の第4段落の内容に合うものとして最も適当なものを，ア～エから一つ選べ。(42)

ア．According to Freud, people cannot be humorous when they have emotions such as fear or desire.

イ．Numerous theories about humor have been offered in the past, all of which argue much the same.

ウ．Plato suggested that people make fun of fortunate events that happen to others.

エ．Some argue that humor occurs when our train of thought is led down one path and then abruptly switched to a different path.

問6　本文の第5段落の内容に合うものとして最も適当なものを，ア〜エから一つ選べ。(43)

ア．Factors such as age or intelligence are not considered to have an influence on determining how funny a person is.

イ．How much pleasure your brain provides after you hear a joke is possibly related to how funny you yourself are.

ウ．Studies found that people who have a more sociable and outgoing nature laugh less than those who do not.

エ．There is no one who questions the validity of scientific explanations for humor.

問7　本文の内容と合わないものを，ア〜キから二つ選び，(44)と(45)に一つずつマークせよ。ただし，マークする記号（ア，イ，ウ，...）の順序は問わない。

ア．Humor is an important consideration for many people when they choose their friends, dates, or spouse.

イ．While infants start smiling at an early stage, laughing and speaking simultaneously emerge at a later stage.

ウ．Similarities in the acoustic characteristics of ape and human laughter reflect our genetic relatedness.

エ．Rats seem to enjoy being tickled not only by their own kind but also by people.

オ．It was not until recently that people came to show an interest in what makes something amusing.

カ．Our sense of humor could reveal something about our character and cognitive mechanisms.

キ．Some believe that humor is solely an emotional phenomenon, and science is not well suited to explain it.

（以　下　余　白）

化 学

問題
(60分)

11月19日試験

5年度

Ⅰ　酸と塩基に関する次の文章および設問1），2）中の空欄　1　～　12　にあてはまる最も適切なものを，それぞれの**解答群**から選び，解答欄にマークせよ。ただし，同じものを何度選んでもよい。また，原子量は H＝1.00，C＝12.0，O＝16.0，Na＝23.0，Cl＝35.5，Ba＝137 とする。なお，NaOH の潮解は無視するものとする。

　アレニウス（アレーニウス）の酸・塩基の定義では，　1　である。また，ブレンステッド・ローリーの酸・塩基の定義では，　2　である。酸と塩基が反応して，互いにその性質を打ち消しあうことを中和という。中和反応を利用することで，濃度のわかっている酸（または塩基）を用いて，濃度のわからない塩基（または酸）の濃度を求めることができる。この操作を中和滴定という。

　空気中に放置され，不純物として Na_2CO_3 のみが混入している NaOH（固体X）がある。この固体Xの純度を調べるために中和滴定を行った。固体Xを 1.00 g はかりとり，水に溶解して溶液Y 100 mL を作成した。

　操作 ⅰ）　ビーカーに溶液Yを 20.0 mL はかりとり，これに変色域の pH が 3.1～4.4 の　3　溶液を指示薬として加えた。この溶液に 0.10 mol/L の塩酸を 47.5 mL 加えたときに溶液の色が黄色から赤色に変化した。

　操作 ⅱ）　別のビーカーに溶液Yを 20.0 mL はかりとり，塩化バリウム溶液を加えると　4　色の　5　沈殿が生じた。新たな沈殿が生じなくなるまで塩化バリウム溶液を追加し，沈殿をろ過して取り除いた。ろ液に指示薬としてフェノールフタレイン溶液を加えたのち，0.10 mol/L 塩酸を 40.0 mL 加えたときに溶液の色が　6　色から　7　色に変化した。

操作 i ）と ii ）の結果より，固体 **X** に含まれる不純物の質量パーセント濃度はおよそ
　　8　　％であることがわかった。また，(ア)操作 ii ）において，塩化バリウム溶液を
加えずに，20.0 mL の溶液 **Y** を 0.10 mol/L 塩酸で滴定した場合，終点までに必要な塩
酸は　　9　　mL である。

1）次の反応式(A)～(E)中の下線をつけた化合物またはイオンが，ブレンステッド・ロー
リーの酸・塩基の定義における酸に該当する反応式は　　10　　と　　11　　である。

(A) $\underline{NH_3} + H_2O \rightleftarrows NH_4^+ + OH^-$

(B) $\underline{CH_3COO^-} + H_2O \rightleftarrows CH_3COOH + OH^-$

(C) $HCO_3^- + \underline{H_2O} \rightleftarrows H_2CO_3 + OH^-$

(D) $\underline{NH_4^+} + H_2O \rightleftarrows NH_3 + H_3O^+$

(E) $HSO_4^- + \underline{H_2O} \rightleftarrows SO_4^{2-} + H_3O^+$

2）下線部(ア)における化学反応を表す反応式として最も適切なものは，次の反応式(A)～
(E)のうち　　12　　である。

(A) $Na_2CO_3 + HCl \longrightarrow NaHCO_3 + NaCl$

(B) $NaHCO_3 + HCl \longrightarrow CO_2 + NaCl + H_2O$

(C) $Na_2CO_3 + 2HCl \longrightarrow CO_2 + 2NaCl + H_2O$

(D) $NaOH + HCl \longrightarrow NaCl + H_2O$

(E) $2NaOH + CO_2 \longrightarrow Na_2CO_3 + H_2O$

$\boxed{1}$ および $\boxed{2}$ に対する解答群

① 酸とは H^+ を与える物質であり，塩基とは OH^- を与える物質

② 酸とは H^+ を与える物質であり，塩基とは H^+ を受け取る物質

③ 酸とは H^+ を受け取る物質であり，塩基とは OH^- を与える物質

④ 酸とは H^+ を受け取る物質であり，塩基とは H^+ を与える物質

⑤ 酸とは水に溶けて H^+ を生じる物質であり，塩基とは水に溶けて OH^- を生じる物質

⑥ 酸とは水に溶けて OH^- を生じる物質であり，塩基とは水に溶けて H^+ を生じる物質

⑦ 酸とは水に溶けて H^+ を生じる物質であり，塩基とは水に溶けて H^+ を受け取る物質

⑧ 酸とは水に溶けて OH^- を生じる物質であり，塩基とは水に溶けて OH^- を受け取る物質

$\boxed{3}$ に対する解答群

① メチルレッド　　　　　　　② メチルオレンジ

③ ブロモチモールブルー　　　④ フェノールフタレイン

$\boxed{4}$ に対する解答群

① 青　　② 黄　　③ 赤　　④ 黒　　⑤ 緑　　⑥ 白

$\boxed{5}$ に対する解答群

① 水，塩酸およびアンモニア水に溶けにくい

② 水に溶けにくいが，塩酸に溶ける

③ 水に溶けにくいが，過剰量のアンモニア水に溶ける

④ 水に溶けにくいが，塩酸およびアンモニア水に溶ける

$\boxed{6}$ および $\boxed{7}$ に対する解答群

① 青　　② 黄　　③ 赤　　④ 緑　　⑤ 無

8 に対する解答群

① 0.016　② 0.053　③ 0.11　④ 0.80

⑤ 1.6　⑥ 5.3　⑦ 11　⑧ 20

⑨ 80　⓪ 89　ⓐ 98

9 に対する解答群

① 42.0　② 42.6　③ 43.2　④ 43.8　⑤ 44.4

⑥ 45.0　⑦ 45.6　⑧ 46.2　⑨ 46.8

10 および **11** に対する解答群

① (A)　② (B)　③ (C)　④ (D)　⑤ (E)

12 に対する解答群

① (A)のみ　② (B)のみ　③ (C)のみ　④ (D)のみ

⑤ (E)のみ　⑥ (A)と(B)のみ　⑦ (A)と(D)のみ　⑧ (A)と(E)のみ

⑨ (B)と(D)のみ　⓪ (B)と(E)のみ　ⓐ (C)と(D)のみ　ⓑ (C)と(E)のみ

ⓒ (D)と(E)のみ

Ⅱ　コロイドに関する次の文章および設問１），２）中の空欄 | 13 | ～ | 24 | に
あてはまる最も適切なものを，それぞれの**解答群**から選び，解答欄にマークせよ。ただ
し，同じものを何度選んでもよい。また，原子量は H＝1.00, N＝14.0, O＝16.0,
Na＝23.0, Al＝27.0, S＝32.0, Cl＝35.5, K＝39.0, Ca＝40.0, Fe＝56.0 とする。
なお，気体定数 R は $8.31 \times 10^3\,\mathrm{Pa \cdot L/(K \cdot mol)}$ とする。

　　沸騰している水に塩化鉄(Ⅲ)水溶液を少量ずつ加えると， | 13 | 色の透明な溶液
となり，以下に示す反応（x は変数）により水酸化鉄(Ⅲ)のコロイド溶液が得られる。
このとき生成した水酸化鉄(Ⅲ)の粒子は，直径がおよそ | 14 | の大きさである。

$$x\mathrm{FeCl_3} + 3x\mathrm{H_2O} \longrightarrow [\mathrm{Fe(OH)_3}]x + 3x\mathrm{HCl}$$

　　セロハン膜などの半透膜を小さい分子やイオンが通り抜ける性質を利用してコロイド
粒子を分離・精製する操作を | 15 | という。この操作を利用して，**図Ⅱ**に示すよう
に水酸化鉄(Ⅲ)のコロイド溶液を精製したのち，セロハン袋の外液に硝酸銀水溶液を加
えると | 16 | 色の沈殿が認められた。これは外液中に含まれる | 17 | イオンが
反応した結果と考えられる。また，水酸化鉄(Ⅲ)のコロイド溶液に，横から強い光を当
てると，その光の進路が明るく見える。このような現象を | 18 | という。

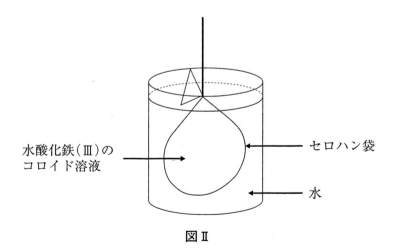

図Ⅱ

　　ここで，$1.50\,mol/L$ 塩化鉄（Ⅲ）水溶液 $0.500\,mL$ を沸騰した純水に加え，$50.0\,mL$ とした。この溶液を適切な操作で精製したのち，27℃で浸透圧を測定したところ，$2.50\times10^2\,Pa$ を示した。したがって，生成したコロイド粒子 1 個には，およそ 　19　 個の鉄原子が含まれていると考えられる。ただし，コロイド粒子の生成や精製過程での鉄原子の損失はないものとし，溶液を混合したときの体積変化は起こらないものとする。

　　コロイド溶液に直流の電圧をかけると，コロイド粒子は自身が帯電している電荷とは反対の電極のほうに移動する。この現象を 　20　 という。例えば，水酸化鉄（Ⅲ）のコロイド粒子は 　21　 ため，　22　 。

1）水に溶かしたとき，コロイド溶液となるものは 　23　 である。

　(A)　塩化ナトリウム

　(B)　卵　白

　(C)　デンプン（温水）

　(D)　ショ糖

　(E)　セッケン

2）硝酸カリウム，塩化ナトリウム，塩化カルシウム，塩化アルミニウム，硫酸ナトリウム，塩化カリウムの各 $0.1\,mol/L$ 水溶液のうち，正に帯電したコロイド粒子を最も少ない物質量で凝析させるものは 　24　 である。ただし，それぞれの塩は完全に電離しているものとする。

　　13　 および 　16　 に対する解答群

　　① 黒　　　② 黄　　　③ 青　　　④ 緑　　　⑤ 赤褐　　　⑥ 白

　　14　 に対する解答群

　　①　$10^{-9}\,m$ 以下　　　　　　　　②　$10^{-9}\sim10^{-6}\,m$ 程度

　　③　$10^{-6}\sim10^{-4}\,m$ 程度　　　　④　$10^{-4}\,m$ 以上

15 , 18 および 20 に対する解答群

① チンダル現象　② ブラウン運動　③ 透　析

④ 電気泳動　⑤ 凝　析　⑥ 塩　析

17 に対する解答群

① 鉄(Ⅲ)　② 水　素　③ 塩化物　④ 水酸化物

19 に対する解答群

① 7.50　② 15.0　③ 38.0　④ 75.0

⑤ 150　⑥ 380　⑦ 750　⑧ 900

21 に対する解答群

① 正の電荷を帯びている　② 負の電荷を帯びている

③ 電荷を帯びていない

22 に対する解答群

① 陽極のほうに移動する　② 陰極のほうに移動する

③ 移動しない

23 に対する解答群

① (A)と(B)と(C)　② (A)と(B)と(D)　③ (A)と(B)と(E)　④ (A)と(C)と(D)

⑤ (A)と(C)と(E)　⑥ (B)と(C)と(D)　⑦ (B)と(C)と(E)　⑧ (C)と(D)と(E)

24 に対する解答群

① 硝酸カリウム　② 塩化ナトリウム　③ 塩化カルシウム

④ 塩化アルミニウム　⑤ 硫酸ナトリウム　⑥ 塩化カリウム

Ⅲ　表Ⅲは，気体A〜Fを発生させるための試薬類，色・臭いおよび性質・用途について
まとめたものである。**表Ⅲおよび気体A〜Fに関する文章1）〜6）**中の空欄
| 25 | 〜 | 42 | にあてはまる最も適切なものを，それぞれの**解答群**から選び，
解答欄にマークせよ。ただし，同じものを何度選んでもよい。

表Ⅲ

気体	試　薬　類	色・臭い	性質・用途
A	酸化マンガン(Ⅳ)，濃塩酸	25	31
B	亜硫酸ナトリウム，希硫酸	26	32
C	塩化アンモニウム，水酸化カルシウム	27	33
D	炭化カルシウム，水	28	34
E	ギ酸，濃硫酸	29	35
F	酢酸ナトリウム，水酸化ナトリウム	30	36

1）工業的に気体Aは，| 37 | 製造される。

2）気体Bの水溶液に通じると，水溶液が白濁する気体を発生させるためには | 38 |
　が必要である。

3）気体Cに接触すると，白煙を生じる気体を発生させるためには | 38 | または
　| 39 | が必要である。

4）白金触媒とともに使用して，気体Dを還元する性質の気体を発生させるためには
　| 40 | が必要である。

5）気体Eの発生は，濃硫酸の | 41 | に由来する。

6）気体Fと同じ捕集法がふさわしい気体は | 42 | である。

| 25 | ～ | 30 | に対する解答群

① 無 色・無 臭　　② 無 色・腐卵臭　　③ 無 色・刺激臭

④ 淡青色・無 臭　　⑤ 淡青色・腐卵臭　　⑥ 淡青色・刺激臭

⑦ 黄緑色・無 臭　　⑧ 黄緑色・腐卵臭　　⑨ 黄緑色・刺激臭

⓪ 赤褐色・無 臭　　ⓐ 赤褐色・腐卵臭　　ⓑ 赤褐色・刺激臭

| 31 | ～ | 36 | に対する解答群

① 硝酸銀水溶液に通じると黒色沈殿を生じる。

② 水溶液中では，酸化数＋5の原子をもつ分子を生じる。

③ 赤熱した鉄に触れさせるとベンゼンが生成する。

④ ヨウ化カリウムデンプン紙を青紫色に変える。

⑤ 空気に触れると赤褐色になる。

⑥ 湿った赤色リトマス紙を青変する。

⑦ ヨウ素溶液を脱色する。

⑧ 高温で還元性を示すので，鉄の製錬に用いられる。

⑨ モル比で2倍の酸素と完全燃焼し，水と二酸化炭素を生じる。

| 37 | に対する解答群

① 塩化銀にハーバー・ボッシュ法でつくられたアンモニアを加えて

② 塩化ナトリウム水溶液にオストワルド法でつくられた硝酸を加えて

③ 塩化カリウム水溶液に接触法でつくられた濃硫酸を加えて

④ 七酸化二塩素に水を加えて

⑤ 塩化ナトリウム水溶液の電気分解で

⑥ 次亜塩素酸ナトリウム水溶液に塩化水素を通じて

| 38 | ～ | 40 | に対する解答群

① 酸　素，紫外線

② 硫化鉄（Ⅱ），希硫酸

③ 亜　鉛，希硫酸

④ 塩化ナトリウム，濃硫酸

⑤ 過酸化水素水，酸化マンガン（Ⅳ）

⑥ 炭酸カルシウム，希塩酸

⑦ 塩素酸カリウム，酸化マンガン（Ⅳ）

⑧ 銅，希硫酸

| 41 | に対する解答群

① 吸湿性　　　　② 潮解性　　　　③ 風解性

④ 還元作用　　　⑤ 酸化作用　　　⑥ 脱水作用

| 42 | に対する解答群

① Aのみ　　　　② Bのみ　　　　③ Cのみ　　　　④ Dのみ

⑤ Eのみ　　　　⑥ AとBのみ　　⑦ AとCのみ　　⑧ AとDのみ

⑨ AとEのみ　　⓪ BとCのみ　　ⓐ BとDのみ　　ⓑ BとEのみ

ⓒ CとDのみ　　ⓓ CとEのみ　　ⓔ DとEのみ

IV　有機化合物に関する次の１）～５）の文章中の空欄 | 43 | ～ | 55 | にあてはまる最も適切なものを，それぞれの**解答群**から選び，解答欄にマークせよ。ただし，同じものを何度選んでもよい。

　　分子式 $C_8H_{10}O$ で表される芳香族化合物 A，B，C，D および E がある。化合物 A，B および C はベンゼンの水素原子２個が置換された p － 異性体である。化合物 D および E は，ベンゼンの水素原子１個が置換された化合物である。

　　化合物 A，B および C のうち，化合物 A と B は金属ナトリウムと反応して水素を発生したが，化合物 C は反応しなかった。また，化合物 B を酸化すると，ペットボトルの原料として使われる化合物 F が生成した。

　　化合物 D を酸化すると化合物 G を経て化合物 H が生成した。(ア)化合物 G にフェーリング液を加えて加熱すると赤色沈殿が生成した。化合物 E に硫酸酸性の二クロム酸カリウム水溶液を加えて加熱すると化合物 I が生成した。(イ)化合物 I にヨウ素と水酸化ナトリウム水溶液を加えて加熱すると，黄色結晶が生じた。

１）以上の結果より，化合物 A は | 43 | ，化合物 B は | 44 | ，化合物 C は | 45 | ，化合物 D は | 46 | ，化合物 E は | 47 | ，化合物 F は | 48 | であることがわかる。

２）化合物 G は | 49 | である。また，下線部(ア)の反応性は G の | 50 | に由来する。

３）化合物 A は水には溶けにくいが， | 51 | には徐々に溶ける。

４）化合物 I は | 52 | であり，下線部(イ)の操作では，黄色結晶とともに | 53 | が生成する。

５）化合物 I は， | 54 | にオゾンを加えて | 55 | で処理することでも合成できる。

43 ～ 48 に対する解答群

① CH_2-CH_2-OH (ベンゼン環)

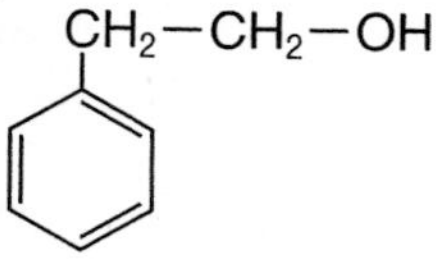

② $O-CH_2-CH_3$ (ベンゼン環)

③ CH_2-O-CH_3 (ベンゼン環)

④ $\overset{OH}{CH}-CH_3$ (ベンゼン環)

⑤ CH_3, $O-CH_3$ (ベンゼン環)

⑥ CH_2-OH, CH_3 (ベンゼン環)

⑦ CH_2-CH_3, OH (ベンゼン環)

⑧ CH_2-CH_3, OH (ベンゼン環)

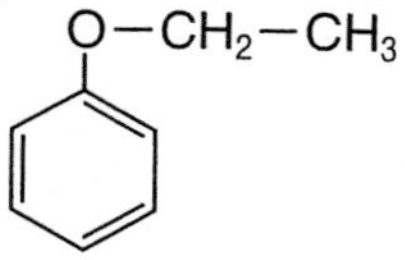

⑨ CH_3, $O-CH_3$ (ベンゼン環)

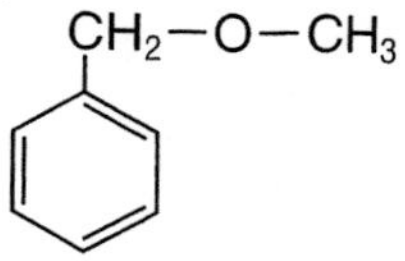

⓪ CH_2-OH, CH_3 (ベンゼン環)

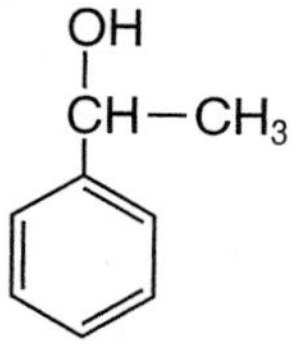

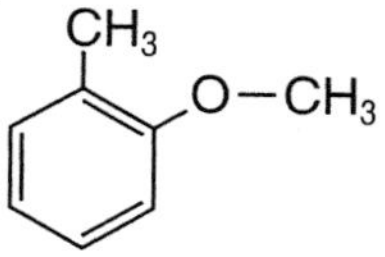

ⓐ CH_2-CH_3, OH (ベンゼン環)

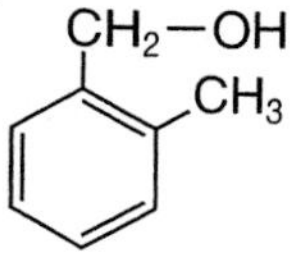

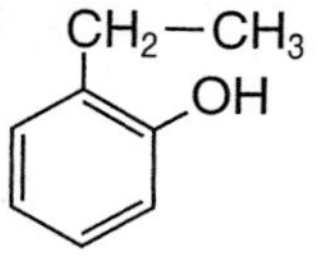

ⓑ CH_2-OH, CH_3 (ベンゼン環)

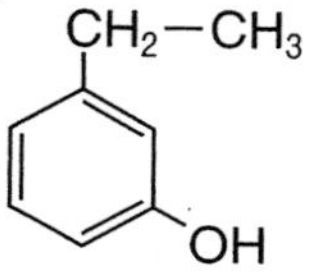

ⓒ CH_3, $O-CH_3$ (ベンゼン環)

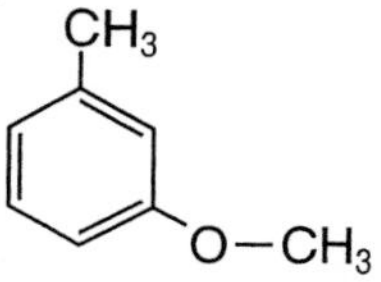

ⓓ $\overset{O}{\overset{\|}{C}}-OH$, $\overset{O}{\overset{\|}{C}}-OH$ (ベンゼン環, オルト位)

ⓔ $\overset{O}{\overset{\|}{C}}-OH$, $\overset{O}{\overset{\|}{C}}-OH$ (ベンゼン環, メタ位)

ⓕ $\overset{O}{\overset{\|}{C}}-OH$, $\overset{O}{\overset{\|}{C}}-OH$ (ベンゼン環, パラ位)

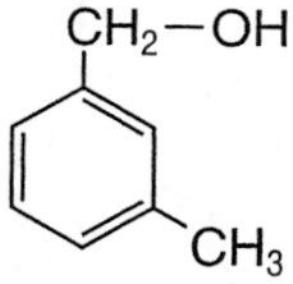

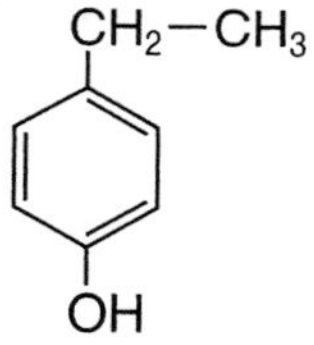

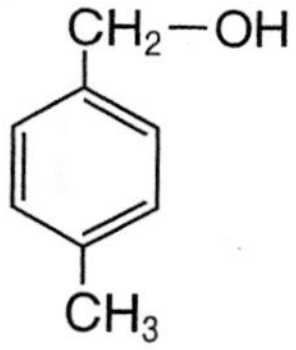

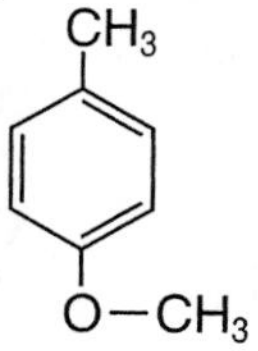

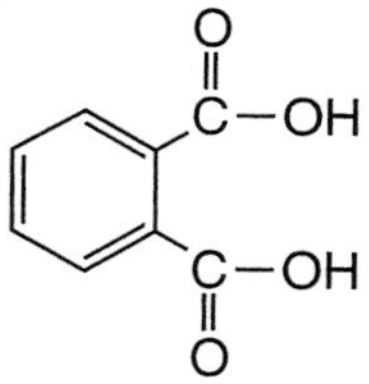

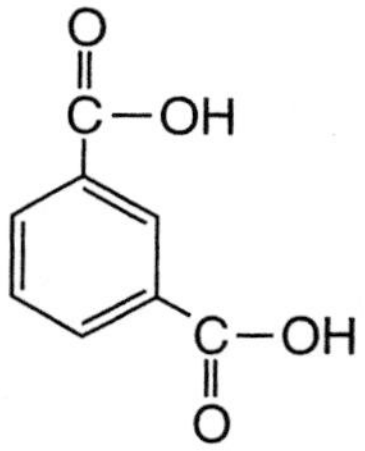

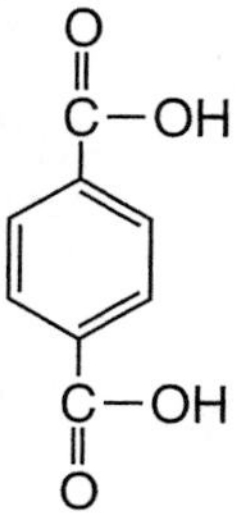

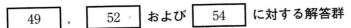

49 , 52 および 54 に対する解答群

①
②
③
④

⑤
⑥
⑦
⑧

⑨
⓪
ⓐ
ⓑ

ⓒ
ⓓ
ⓔ
ⓕ

50 に対する解答群

① 酸化作用　② 還元作用　③ 酸　性　④ 塩基性　⑤ 水溶性

51 に対する解答群

① 希塩酸　　　　　　　　② 過酸化水素水　　　　　　③ 塩素水

④ 塩化ナトリウム水溶液　　⑤ 水酸化ナトリウム水溶液

53 に対する解答群

① NaCl　　② CH_3COONa　　③ CHI_3　　④ AgI　　⑤ C_6H_5COONa

55 に対する解答群

① 還元剤　　② 水　　③ 臭素　　④ 酸化剤　　⑤ 混酸

英　語

解答　　5年度

I

〔解答〕
[A] 1．ウ　2．イ　3．エ
[B] 4．ウ　5．エ　6．エ

〔出題者が求めたポイント〕
[A]　選択肢訳
1．ア．実は、私も全く同じことを提案しようと思って
　　　　いたんです！
　　イ．面白いことに、先週すでにアリスターと一緒に
　　　　そこに行ったんだ！
　　ウ．正直なところ、その手のアートには興味がない
　　　　ね。
　　エ．残念だけど、カレンと別の予定があるんだ。
2．ア．あと、アーティストが何を表現しようとしてい
　　　　るのかを推測するのも好きです。
　　イ．あと、このアートは鮮やかな虹を見ているよう
　　　　な気分にさせてくれるの。
　　ウ．そして、個々のアーティストが独自の視点を持
　　　　っている。
　　エ．そして、様々なグレーの色合いが実に魅力的で
　　　　す。
3．ア．アートギャラリーは、私の大好きなアイスクリ
　　　　ーム屋さんの隣です。
　　イ．展示会は君の好きなゲーム屋さんの近くだよ。
　　ウ．展示会はあなたの好きな服屋さんの本当に近く
　　　　なの。
　　エ．美術館は街で一番おいしいステーキレストラン
　　　　の向かいなの。
[B]　選択肢訳
4．ア．実は、その調整はかなり長かった。
　　イ．正直なところ、想像以上の時間だった。
　　ウ．実際には、思ったほど長くなかった。
　　エ．正直言って、本当にやったかどうかよく分から
　　　　ない。
5．ア．ランニングするときには仲間が必要なので、や
　　　　っぱり犬ですね。
　　イ．猫には不思議な魅力があると思う。
　　ウ．まあ、どっちでもいいので、おすすめしてほし
　　　　かった。
　　エ．実は、熱帯魚を飼おうと思っているの。
6．ア．でも、吠えるのは構わないと言ってたよね？
　　イ．本当はルームメイトに迷惑かけたくないのよ
　　　　ね？
　　ウ．この前、毛皮の動物はアパートで許可されてい
　　　　ないと言ったよね？
　　エ．以前、夜リラックスして眠るのが難しいって言
　　　　ってたよね？

〔全訳〕
[A]
A：シティミュージアムで開催されている新しいアート
　　展のこと知ってる？　世界中のストリートアートの
　　写真が展示されているのよ。
B：ストリートアート？　それって建物や壁にスプレー
　　で絵を描くようなことだよね？
A：そう、そういうのもあるけど、もっといろいろある
　　と思うの。今週末、一緒に見に行かない？
B：(1)正直なところ、その手のアートには興味がない
　　ね。
A：え、ホントに？　それは残念ね。興味あると思って
　　たんだけど。
B：だって、落書きは本当に芸術の一種として認められ
　　てるの？
A：ちゃんと作られていれば、クリエイティブだし、考
　　えさせられるところがあると思うわ。(2)あと、この
　　アートは鮮やかな虹を見ているような気分にさせて
　　くれるの。
B：冗談だろ？　ボクは、キミの言うような大胆で鮮や
　　かな色よりも、もっと静かな色の方が好きなんだよ
　　ね。それに、そんな「アート」は犯罪だよ！
A：でも、取り組むべき社会的な問題を訴えるような作
　　品もあると思うわ。
B：いや、時には私有地でやっていることもあるよね。
　　お店の人は、自分の店にそれを置いてくれなんて頼
　　んでないよ。たいてい、撤去するのは彼らなんだよ。
A：ええ、そうよね、でも、あなたは心を開くべきだと
　　思うわ。聞いて、(3)美術館は街で一番おいしいステ
　　ーキレストランの向かいなの。このあとそこに行き
　　ましょうよ、ごちそうしてあげるわ。
B：ごめんね、アリスター。その店の一番ジューシーで
　　高価なステーキでも、ボクはそこへは行かないよ！
[B]
A：やあ、ジェレミー！　ニューヨークの生活には慣れ
　　てきたかな？
B：人混みや交通量が多くて、慣れた生活とはホントに
　　大きく違うわね。家族と一緒にいた農場での田舎暮
　　らしが恋しくなることもあるわ。
A：そうだろうね。都会での生活は大変だし、確かに慣
　　れるまで時間がかかるね。
B：そうね。あなたも田舎出身だけど、どのくらい時間
　　がかかったの？
A：(4)実際には、思ったほど長くなかった。というの
　　も、ボクはむしろテンポの変化が好きだったし、素
　　晴らしいルームメイトのおかげで、すぐに大都会に
　　馴染むことができたからね。
B：ああ、そう聞くと楽観的になれるわ。一人暮らしに
　　なったから、何かペットを飼おうかなと思ってる
　　の。

A：それはいい考えだね。キミは猫派？　それとも犬派？

B：(5)実は、熱帯魚を飼おうと思っているの。

A：そうなんだ。でも、ボクの仲間が水槽の掃除が面倒だって言ってたから、それはお勧めできないね。

B：そこまでは考えていなかったわ。でも、私はあまり鳴かないペットに惹かれるの。

A：ああ、なるほどね。(6)以前、夜リラックスして眠るのが難しいって言ってたよね？

B：その通り。私のことをよく知ってるわね。私は泡の音が好きだし、ガラス越しの光で夜も落ち着いた雰囲気になるのよ。

A：よし、それならボクの友人を紹介しよう。助けてくれると思うよ。

II

〔解答〕

7．ウ　　8．ク　　9．カ

10．エ　　11．ア　　12．キ

〔全訳〕

　あなたは台風で大きな被害を受けたことはありますか？　日本では多くの人が経験している。毎年、日本のどこかで台風による大きな被害が発生している。その多くが「台風銀座」と呼ばれる場所を襲う。これは、台風がよく通過する日本の地域で、主に沖縄、九州、四国、近畿地方の南部を指す。

　台風は赤道付近で発生する低気圧で、平均風速が毎秒17メートル、あるいはそれ以上の強風が特徴だ。年間平均25個の台風が発生し、そのうちの5〜6個が日本に上陸する。台風は日本の歴史の中でも生じてきた。それは、『源氏物語』や『枕草子』などいくつかの日本文学の作品の中でも描かれており、「野分」と呼ばれている。

　台風は赤道付近で発生した後、1週間ほどで北上し、日本に接近する。自然災害としては、予測や対策がとてもしやすいものだ。入念な準備が、台風の被害を最小限に抑える鍵だ。備えあれば憂いなしということである。

〔出題者が求めたポイント〕

(7)　cause a large amount of damage「大きな被害を引き起こす」。

(8)　a low pressure system「低気圧」。

(9)　land in Japan「日本に上陸する」。

(10)　They are described in several works of Japanese literature「それはいくつかの日本文学の作品の中で描かれている」。

(11)　approaches Japan「日本に接近する」。

(12)　minimizing damage「被害を最小限に抑える」。

III

〔解答〕

13．ア　　14．ウ　　15．エ　　16．ア

17．ウ　　18．ウ　　19．ウ　　20．エ

〔出題者が求めたポイント〕

13．hear の目的語となる名詞節を導く that が正解。

14．「〜かどうか」という意味の名詞節を導く Whether が正解。Whether 〜 it が主語。is が述語動詞。up to「〜に任せる」。

15．過去の文なので was が正解。was left は「残された」という意味の単純な受動態。

16．完了分詞構文の having seen が正解。主文よりも以前のことを表す必要があるので、seeing は不可。

17．there is nothing to talk about「話すことが何もない」。不定詞形容詞用法。

18．are wondering の目的語部分として、元は what made her decide to change jobs という形だったものを強調構文、what it was that made her decide to change jobs としたもの。

19．as such「そういうものとして」。ここでは、「健康問題として」ということ。

20．advice は不可算名詞なので、選択肢の中で可能なのは some のみ。

〔問題文訳〕

13．町民たちは、ニュースで市長が不祥事により辞任したと聞いてびっくりした。

14．追加収入を新プログラムに投資するか貯蓄に回すかは、すべてオーナーの判断に任されている。

15．引っ越し業者は、中に数冊本の入った洋服の箱を見つけた。それはカーテンの後ろに残されていたものだった。

16．その男の姉は、会うのが10数年ぶりだったので、最初はなかなか彼と分からなかった。

17．タケシは、何も話すことがないときに話題を思いつくのがうまいと、彼の友人たちはよく感心している。

18．ジェーンの同僚たちは、彼女が転職を決意した理由は何なのかと思っている。

19．睡眠不足は見過ごすことのできない健康問題であり、そういうものとして扱われるべきである。

20．その学生は、自分に素晴らしいアドバイスをくれたことで先生に感謝している。

IV

〔解答〕

21．エ　　22．エ　　23．ウ　　24．ア

〔問題文訳〕

21．ジェイはハワイに行きたがっていたが、（不満ながら）実際にはニューヨークへの旅行に甘んじた。

　ア．ジェイはハワイに行くことを望んだが、実際にはニューヨークに旅行に行くことを夢見た。

　イ．ジェイはハワイに行きたかったが、実は一刻も早くニューヨークへ行くことを要求した。

　ウ．ハワイはジェイの望んだ目的地だったが、実際にはニューヨークへの旅行を計画した。

　エ．ジェイはハワイへ行くことを望んだが、好みの選択肢ではなかったものの、実際にはニューヨークへ

の旅行を受け入れた。

22. サンドラは、その年中行事をあまり重要視していなかった。
　　ア．サンドラは、毎年行われるそのイベントに積極的に参加しなかった。
　　イ．サンドラは、その年中行事がつまらないとは思っていなかった。
　　ウ．サンドラは、毎年行われるそのイベントから多額の金を得ることができなかった。
　　エ．サンドラは、その年中行事を重要だと思わなかった。

23. 合意に基づき、政府はすべての利害関係団体に会った。
　　ア．合意を破ったにもかかわらず、政府はすべての利害関係団体に会った。
　　イ．合意に関する討論で、政府はすべての利害関係団体に会った。
　　ウ．合意に基づき、政府はすべての利害関係団体に会った。
　　エ．合意の正式決定に際して、政府はすべての利害関係団体に会った。

24. マネージャーは問題を解決するのにぐずぐずしないことにした。
　　ア．マネージャーは問題解決を遅らせないことにした。
　　イ．マネージャーは問題を解決するのに深く考えないことにした。
　　ウ．マネージャーは問題を解決するのに感情的にならないことにした。
　　エ．マネージャーは問題解決を急がないことにした。

Ⅴ

〔解答〕
25．エ　　26．エ　　27．エ　　28．イ　　29．イ

〔問題文訳〕
25. (a) 容器から無駄に流出させる、あるいは落下させること
　　(b) 新しい客室乗務員は、コーヒーを<u>こぼす</u>ことがないよう慎重に歩いた。
26. (a) ほとんど～ない
　　(b) その男の声は、<u>ほとんど</u>ささやき声を超え<u>ない</u>ほど静かだった。
27. (a) 何かを別の人または場所に渡す、あるいは送ること
　　(b) 石けんで手を洗うことで、インフルエンザウイルスの<u>感染</u>を防ぐことができると、先生から教えてもらった。
28. (a) 特定の国の内部で、かつ他の国に関わらない
　　(b) 少しずつではあるが、<u>国内</u>市場での売上が伸びている。
29. (a) 何かが非常に<u>重要</u>であることを示すこと
　　(b) 電力不足を回避するために、首相は演説で節電

を<u>強調する</u>べきである。

Ⅵ

〔解答〕
[A] 30．オ　　31．ウ
[B] 32．イ　　33．ア
[C] 34．ウ　　35．ア
[D] 36．イ　　37．エ

〔出題者が求めたポイント〕
正解の英文
[A] You can pick whichever (song) (you) (<u>would like to</u>) (have) (<u>sung</u>) (to you).
[B] In Japan, decisions are often (made) (<u>in a way</u>) (which) (is) (<u>different from</u>) (that) of other Asian countries.
[C] I am not (the first) (to) (<u>report</u>) (the trouble) (caused) (<u>by</u>) the student.
[D] The idea that (<u>everyone</u>) (but) (me) (thought to be) (the worst) (<u>proved</u>) quite effective in the long run.

Ⅶ

〔解答〕
問1　ウ　　問2　エ　　問3　ウ　　問4　イ
問5　エ　　問6　イ　　問7　イ、オ

〔出題者が求めたポイント〕
選択肢訳
問1 ア．人の母語は、その人の笑いやユーモアのセンスを決定する。
　　イ．人々はユーモアの特性を理解しようと試み始めたばかりだ。
　　ウ．ユーモアに関して行われている研究は、ある程度、芸術であり科学でもあると見なされる。
　　エ．ユーモアのセンスがあるかないかは、その人の国籍に左右されることがある。
問2 ア．映画やテレビなどの娯楽メディアは、ジョークよりも大人の生活に笑いをもたらすと言える。
　　イ．ジョークも映画もテレビも笑いを誘うが、人付き合いほどは誘わない。
　　ウ．大人の笑いの裏にある理由としては、ジョークが10％強を占める。
　　エ．子供と大人を比較すると、後者の方が1日に笑う回数が多い。
問3 ア．ユーモアが人々の行動に現れるようになったのは、人類の歴史が始まってからかなり経ってからである。
　　イ．人々が初めてコミュニケーションをとったとき、言語が笑いに先行していたと考える人はいない。
　　ウ．私たちの生命活動を司る脳の最も古い部分のおかげで、私たちは笑うことができる。
　　エ．笑いは、危険が接近するのを察知したときのス

トレス解消法として始まったという説がある。

問4 ア．猿はお互いに遊んでいるときによく笑い出す。

　イ．猿はくすぐられると声を使って笑うが、一方、人間はもっと喘ぐような笑いを発する。

　ウ．ネズミがお腹をくすぐられたときに出す笑いの種類は、猿のそれとは異なる。

　エ．若いネズミは、自分をくすぐってくれる年上のネズミをより好むようだ。

問5 ア．フロイトによれば、人は恐怖や欲望といった感情を抱くとき、ユーモラスになれないという。

　イ．ユーモアについては、過去に数多くの理論が提唱されているが、どれもほぼ同じことを主張している。

　ウ．プラトンは、人は他人に起こる幸運な出来事を笑いものにするという説を提唱した。

　エ．ユーモアが生じるのは、私たちの一連の思考がある道筋に導かれた後、突然、別の道に切り替ったときだという説がある。

問6 ア．年齢や知能などの要素は、その人の面白さの判断に影響を与えないと考えられている。

　イ．あなたがジョークを聞いたあと脳がどれくらい喜びを与えるかは、もしかすると、あなた自身がどれほど面白い人であるかに関係しているかもしれない。

　ウ．社交的で外向的な性格の人は、そうでない人に比べて笑いが少ないという研究結果がある。

　エ．ユーモアに関する科学的説明の妥当性を疑問視する人はいない。

問7 ア．ユーモアは、多くの人にとって、友人、デート相手、配偶者を選ぶ際の重要な考慮事項である。

　イ．幼児は早い時期から微笑み始めるが、笑うことと話すことが同時にできるようになるのは、それ以降の段階である。

　ウ．猿と人の笑いの音響的特徴の類似性は、遺伝的な近縁性を反映している。

　エ．ネズミは同族だけでなく、人間にもくすぐられるのが好きなようだ。

　オ．最近になって初めて、「何が物事を面白くさせるのか」ということに人は興味を持つようになった。

　カ．ユーモアのセンスは、私たちの性格や認知メカニズムについて何かを明らかにするかもしれない。

　キ．ユーモアはひとえに感情的な現象であり、科学はそれを説明するのに適していないと考える人もいる。

〔全訳〕

　何千年もの間、人々はユーモアの本質を理解しようと試みてきた。皮肉なことに、現在ではユーモアは非常に真剣に捉えられており、その研究はある意味、芸術や科学ですらある。言語や国に関係なく、私たちは皆、笑いとユーモアを持っている。ある研究によると、大人は1日に約17.5回笑い、子どもはさらに多く笑うという。

大人の笑いの約11パーセントはジョークから、17パーセントは映画やテレビなどから、そして残りは人とのコミュニケーションから生まれる。友人やデート相手、結婚相手すら、相手のユーモアをもとに選ぶ人が少なくない。

　ユーモアは人類と同じぐらい長い間存在してきた。呼吸、睡眠、食事などの基本的な機能を司る脳の最も古い部分から、私たちの笑いの能力は生まれている。また、言語が発達する以前から、人は笑いを通してコミュニケーションをとっていたと考える者もいる。笑いは危険が去った後の安らぎとして始まったとする説もある。赤ちゃんが最初にすることのひとつは微笑むことで、赤ちゃんは言葉を話すようになるずっと前に笑う。

　他の動物にも笑うものがいる。猿はほとんど毎日、追いかけっこをしたり、相撲を取ったりして笑っている。猿はくすぐられると、人間の「ハッ、ハッ、ハッ」ではなく、「ハア、ハア、ハア」という喘ぐような笑い方をする。これは、猿と私たちの間につながりがあることを証明している。ネズミはお腹をくすぐられると「チューチュー」と笑うが、若いネズミはくすぐってくれる年上のネズミの方が好きらしい。ネズミはまた、人にくすぐられるのも好むようだ。

　人は長い間、何が物事を面白くするのか考えてきた。ユーモアについて、さまざまな理論が提唱されてきたのだ。プラトンは、人は他人の不運を笑うものだと考えた。フロイトは、ユーモアは人々の深い恐怖や欲望を示す方法だと考えた。また、ユーモアとは、あるアイデアがある方向に進み、最後の瞬間に変化したとき、つまり、ある答えを期待していたのに、突然別の答えが返ってきたときに起こるものだと考える人もいる。ユーモアは、私たちが何者でどのように脳が働いているのかを教えてくれる、一種の「心の遊び」なのかもしれない。

　社交的で外向的な人ほど、よく笑い、よくジョークを言うという研究結果もある。あなたがどれくらい面白い人であるかと、あなたのユーモアのタイプは、あなたの年齢や知能、また、ジョークを聞いたあとで脳がどれだけの報酬をあなたに与えるかで決まるのかもしれない。そしてまた、ユーモアには科学的な根拠はなく、感覚に基づくものだと考える人もいる。

化 学

解答

5年度

I

〔解答〕

① ⑤　② ②　③ ②　④ ⑥　⑤ ②　⑥ ③　⑦ ⑤
⑧ ⑧　⑨ 該当なし　⑩ ③　⑪ ④　⑫ ⑦

〔出題者が求めたポイント〕

酸・塩基の定義，混合物の中和滴定

〔解答のプロセス〕

① , ② , ⑩ , ⑪

アレニウスは，酸を水に溶けて H^+ を出す物質，塩基を水に溶けて OH^- を出す物質としたが，ブレンステッドとローリーは，酸を H^+ を与える物質，塩基を H^+ を受け取る物質と定義して酸・塩基の範囲を広げた。

1) で，H^+ の移動方向は(A)：$H_2O \longrightarrow NH_3$，(B)：$H_2O \longrightarrow CH_3COO^-$，(E)：$HSO_4^- \longrightarrow H_2O$ で，下線物質は H^+ を受け取っているので塩基である。一方(C)では H^+ の移動方向は $H_2O \longrightarrow HCO_3^-$，(D)では $NH_4^+ \longrightarrow H_2O$ で，下線物質は H^+ を与えているので酸である。

③〜⑦

変色域の pH が 3.1〜4.4 の指示薬はメチルオレンジ②である。なおメチルレッドの変色域は 4.2〜6.2，ブロモチモールブルーは 6.0〜7.6，フェノールフタレインは 8.0〜9.8 である。

$NaOH$ と Na_2CO_3 の混合物を指示薬にメチルオレンジを用いて塩酸で滴定すると，いずれも十分中和して $NaCl$ を生じる。

$$NaOH + HCl \longrightarrow NaCl + H_2O$$
$$Na_2CO_3 + 2HCl \longrightarrow 2NaCl + H_2O + CO_2$$

$NaCl$ と Na_2CO_3 の混合物に塩化バリウムを加えると CO_3^{2-} が $BaCO_3$⑤の白色沈殿④となって除かれる。

$$CO_3^{2-} + Ba^{2+} \longrightarrow BaCO_3$$

よって $BaCO_3$ を除いたあとの溶液は $NaOH$ のみで塩酸との反応は，フェノールフタレインが赤色⑥が無色⑦になった点が終点となる。

$$NaOH + HCl \longrightarrow NaCl + H_2O$$

$NaOH$ と HCl の反応は強酸と強塩基の中和であるから，指示薬はメチルオレンジもフェノールフタレインも使用できる。

⑧ 操作(ii)は $NaOH$ のみの滴定であるから
$NaOH$ の物質量は

$$0.10\,mol/L \times \frac{40.0}{1000}\,L = 4.0 \times 10^{-3}\,mol$$

その質量は

$$40.0\,g/mol \times 4.0 \times 10^{-3}\,mol = 0.16\,g$$

固体 X1.00 g 中の $NaOH$ は

$$0.16 \times \frac{100\,mL}{20.0\,mL} = 0.80\,g$$

よって固体 X1.00 g 中の不純物（Na_2CO_3）は 0.20 g で

$$\frac{0.20\,g}{1.00\,g} \times 100 = 20.0\%$$

⑨ , ⑫

$NaOH$ と Na_2CO_3 の混合物をフェノールフタレインを指示薬として塩酸で中和するとき，$NaOH$ の反応はメチルオレンジを指示薬としたときと同じである（式(D)）が，Na_2CO_3 の反応は $NaHCO_3$ が生じたところで終点となる。

$$Na_2CO_3 + HCl \longrightarrow NaHCO_3 + NaCl（式(A)）$$

これは Na_2HCO_3 がフェノールフタレインで呈色しない（無色）からである。

よって下線部の反応で Na_2CO_3 の中和に必要な塩酸は操作1のときの1/2で　$(47.5-40.0) \times 1/2 = 3.75\,mL$，⑨は　$40.0 + 3.75 = 43.75 \fallingdotseq 43.8\,mL$

II

〔解答〕

⑬ ⑤　⑭ ②　⑮ ③　⑯ ⑥　⑰ ③　⑱ ①　⑲ ⑤
⑳ ④　㉑ ①　㉒ ②　㉓ ⑦　㉔ ⑤

〔出題者が求めたポイント〕

コロイド

〔解答のプロセス〕

⑬ , ⑭　沸騰している水に黄褐色の塩化鉄(Ⅲ)水溶液を加えると赤褐色⑬の溶液になる。この溶液では，塩化鉄(Ⅲ)が加水分解して生じた水酸化鉄(Ⅲ)が沈殿せず，ふつうの分子やイオンより大きい，直径 10^{-9}〜10^{-6} m ⑭の粒子（コロイド粒子）になって水中に分散している。

⑮〜⑱

セロハンの穴はふつうの分子やイオンより大きくコロイド粒子より小さいので，水酸化鉄(Ⅲ)のコロイド溶液をセロハンの袋に入れ純水中に浸しておくと，小さなイオンである H^+ や Cl^- はセロハンの袋から外に出てコロイド粒子は残るのでコロイド粒子を精製できる。この操作を透析⑮という。

コロイド袋の外の水に硝酸銀水溶液を加えると塩化物イオン⑰のため塩化銀の白色沈殿⑯が生じる。

$$Ag^+ + Cl^- \longrightarrow AgCl$$

またリトマス紙を浸すと水素イオンのためリトマス紙は赤色を示す。

コロイド粒子は光を散乱するので，コロイド溶液に強い光をあてるとその通路が横から見える。この現象をチンダル現象⑱という。

⑲　最初の Fe^{3+} の物質量 n_A は

$$n_A = 1.50\,mol/L \times \frac{0.500}{1000}\,L = 7.50 \times 10^{-4}\,mol$$

コロイド溶液中のコロイド粒子の物質量 n_B は，ファントホッフの法則　$\Pi V = nRT$　より

$$2.50 \times 10^2 \text{Pa} \times \frac{50.0}{1000} \text{L}$$
$$= n_B \text{[mol]} \times 8.31 \times 10^3 \text{Pa·L/(K·mol)}$$
$$\times (273+27) \text{K}$$
$$n_B = 5.01 \times 10^{-6} \text{[mol]}$$

コロイド粒子 1 個中の Fe^{3+} の数
$$= \frac{n_A}{n_B} = \frac{7.50 \times 10^{-4} \text{mol}}{5.01 \times 10^{-6} \text{mol}} = 149.7 \fallingdotseq 150 \text{ 個}$$

20～22
　コロイド粒子は正または負の電荷をもっているためコロイド溶液に直流電圧をかけると，コロイド粒子の電荷とは反対の電極の方に移動する。これを電気泳動⑳という。
　水酸化鉄(Ⅲ)のコロイド粒子は水素イオンを吸着して正に帯電している㉑ため，電気泳動では陰極の方に移動する㉒。
㉓(B)卵白（タンパク質），(C)デンプンは分子 1 個がコロイドの大きさをもつ（分子コロイド）ので，その水溶液はコロイド溶液である。
　(E)セッケン RCOONa は，水溶液中で R－を内側に，－COO⁻ を外側に多数集まってコロイドの大きさになっているので，セッケン水はコロイド溶液（会合コロイド）である。
㉔　正のコロイドを凝析させるには陰イオンで価数の大きいものが有効であるので，SO_4^{2-} をもつ硫酸ナトリウムが最小量で凝析させることができる。

Ⅲ
〔解答〕
㉕⑨　㉖③　㉗③　㉘①　㉙①　㉚①　㉛④
㉜⑦　㉝⑥　㉞③(①)　㉟⑧　㊱⑨　㊲⑤　㊳②
㊴④　㊵③　㊶⑥　㊷ⓔ

〔出題者が求めたポイント〕
気体の発生と性質
〔解答のプロセス〕
〔解答のプロセス〕
気体A：塩素
　酸化マンガン(Ⅳ)が塩化水素を酸化する。
$$MnO_2 + 4HCl \longrightarrow MnCl_2 + 2H_2O + Cl_2$$
気体B：二酸化硫黄
　弱酸の塩と強酸の反応で弱酸が遊離する。
$$Na_2SO_3 + H_2SO_4 \longrightarrow Na_2SO_4 + H_2O + SO_2$$
気体C：アンモニア
　弱塩基の塩と強塩基の反応で弱塩基が遊離する。
$$2NH_4Cl + Ca(OH)_2 \longrightarrow CaCl_2 + 2H_2O + 2NH_3$$
気体D：アセチレン
　炭化カルシウムが水で分解する。
$$CaC_2 + 2H_2O \longrightarrow C_2H_2 + Ca(OH)_2$$
気体E：一酸化炭素
　ギ酸が脱水される。
$$HCOOH \longrightarrow H_2O + CO$$
気体F：メタン

メタンの実験室的製法
$$CH_3COONa + NaOH \longrightarrow CH_4 + Na_2CO_3$$
25～30
㉕ Cl_2 は黄緑色，刺激臭。㉖ SO_2 と㉗ NH_3 は無色，刺激臭。㉘ C_2H_2，㉙ CO，㉚ CH_4 は無色，無臭。
　〔注〕　炭化カルシウムと水から生じたアセチレンは不純物のため不快臭がある。
31～36
㉛　Cl_2 は酸化作用があり，ヨウ化カリウムデンプン紙を青変する。
$$2KI + Cl_2 \longrightarrow I_2 + 2KCl$$
　I_2 がデンプンと反応して青紫色を呈する。
㉜　SO_2 は還元作用があり，ヨウ素溶液を脱色する。
$$I_2 + SO_2 + 2H_2O \longrightarrow 2HI + H_2SO_4$$
㉝　NH_3 は弱塩基で，リトマス紙を青変する。
$$NH_3 + H_2O \rightleftarrows NH_4^+ + OH^-$$
㉞　C_2H_2 は 3 分子重合によりベンゼンとなる。

$$3C_2H_2 \longrightarrow \hexagon$$

　〔注〕　アンモニア性硝酸銀水溶液にアセチレンを通じるとアセチレン化銀が沈殿するが，これは白色である。
$$C_2H_2 + 2[Ag(NH_3)_2]^+ \longrightarrow C_2Ag_2 + 2NH_3 + 2NH_4^+$$
　炭化カルシウムと水から生じたアセチレンを用いると沈殿は黒味を帯びる。（①も正解として可）
㉟　CO は高温で還元作用を示し製鉄に利用される。
$$Fe_2O_3 + 3CO \longrightarrow 2Fe + 3CO_2$$
㊱　CH_4 1mol の燃焼には O_2 2mol が必要である。
$$CH_4 + 2O_2 \longrightarrow CO_2 + 2H_2O$$
37～42
㊲　Cl_2 は工業的に塩化ナトリウム水溶液の電気分解で陽極から得られる。
$$2NaCl + 2H_2O \longrightarrow Cl_2 + 2NaOH + H_2$$
㊳　SO_2 は酸化作用も示し，H_2S と反応して硫黄を生じる。
$$SO_2 + 2H_2S \longrightarrow 3S（白濁）+ 2H_2O$$
　H_2S は硫化鉄(Ⅱ)と希硫酸の反応で発生する。
$$FeS + H_2SO_4 \longrightarrow FeSO_4 + H_2S$$
㊴　NH_3 は H_2S，HCl と混合すると白煙を生じる。
$$NH_3 + H_2S \longrightarrow NH_4HS（硫化水素アンモニウム）$$
$$NH_3 + HCl \longrightarrow NH_4Cl$$
　塩化水素は $NaCl$ と濃硫酸の反応で発生する。
$$NaCl + H_2SO_4 \longrightarrow NaHSO_4 + HCl$$
㊵　C_2H_2 には $C \equiv C$ があるので H_2 と結合（還元）してエチレンになる。
$$CH \equiv CH + H_2 \longrightarrow CH_2 = CH_2$$
　水素は Zn と希硫酸の反応で発生する。
$$Zn + H_2SO_4 \longrightarrow ZnSO_4 + H_2$$
㊶　濃硫酸には有機化合物から水素原子と酸素原子を 2：1 の割合で奪う働き（脱水作用）がある。
㊷　CH_4 は水に溶け難いので水上置換で捕集する。同様に水に溶け難く水上置換で捕集するのは(D)C_2H_2，(E)CO である。

IV

〔解答〕

43(a) 44(b) 45(c) 46① 47④ 48(f) 49④
50② 51⑤ 52② 53⑤ 54(f) 55①

〔出題者が求めたポイント〕

芳香族化合物の推定，反応

〔解答のプロセス〕

1),2) A, B, C は二置換体であるから，ベンゼン環につく 2C と O を，C と C＋O，2C と O に分けて考えると分り易い。

(ア) CH_3–◯–CH_2OH　(イ) CH_3–◯–O–CH_3

(ウ) CH_3–CH_2–◯–OH　の3種類が考えられる。

A と B は Na と反応するからアルコール(ア)とフェノール(ウ)，C は Na と反応しないからエーテルの(イ)。よって45 C は(c)。

酸化によりペットボトルの原料の48F テレフタル酸(f)になるのは p- の位置に炭素を含む基をもつ(ア)であるから44B は(b)，よって43A は(ウ)で(a)

D, E は一置換体であるから，アルコールとエーテルが考えられるが，D, E ともに酸化されるからアルコールである。

(カ) ◯–CH_2–CH_2–OH　(キ) ◯–CH–CH_3 ／ OH

(カ)は第一級アルコールなので2段に酸化し，アルデヒド(サ)を経てカルボン酸(シ)になる。

(カ)→(サ) ◯–CH_2–CHO →

(シ) ◯–CH_2–$COOH$

よって46D は①，49G は(サ)の④，H は(シ)である。

G はアルデヒド基をもつから50②還元作用があり，フェーリング液を還元して酸化銅(I) Cu_2O の赤色沈殿を生じる。

47E は第二級アルコールの(キ)で，酸化によりケトンの ◯–CO–CH_3 になるので，47E は④，52I は②である。

3) A(CH_3–CH_2–◯–OH)はフェノールなので水には溶けにくいが，弱酸なので塩基の51⑤水酸化ナトリウム水溶液には溶ける。

4) I(◯–CO–CH_3)は CH_3CO- 構造をもつケトンなので，ヨードホルム反応により黄色結晶のヨードホルム CHI_3 が生じる。

ケトンの反応は一般式で
$CH_3COR＋3I_2＋4NaOH$
　→ $CHI_3＋RCOONa＋3NaI＋3H_2O$
なので，R＝◯ の I(アセトフェノン)から生じる

53は⑤ ◯–$COONa$ である。

5) アルケンをオゾンと反応させたのち55(f)還元剤(亜鉛)で処理すると，C=C が開裂してケトンやアルデヒドが生じる(オゾン分解)。

$$\underset{R^2}{\overset{R^1}{C}}=\underset{H}{\overset{R^3}{C}} \longrightarrow \underset{R^2}{\overset{R^1}{C}}=O＋O=\underset{H}{\overset{R^3}{C}}$$

I の構造をあてはめると，R^1＝◯，R^2＝CH_3 となるので54は(f)となる。

令和4年度

問　題　と　解　答

英　語

問題
（60分）

4年度

11月20日試験

Ⅰ　次の対話文の空所に入れるのに最も適当なものを，それぞれア～エから一つ選べ。

〔A〕

A：Welcome to Toyo Electronics. How can I help you?

B：I'm doing a school project on dialects of Japanese here in the city of Osaka. I need some advice choosing the right equipment for it.

A：Sounds interesting. What are you planning to do?

B：Well, here's what I'm thinking about. _____1_____

A：So, it sounds like you'll need something with a microphone to collect audio data, right?

B：Yeah, that's right.

A：OK, let me see. Well, I'd recommend a PX-100 voice recorder because they're _____2_____ .

B：I'm not too worried about the price. I'll be accessing the data from my tablet, smartphone, and PC, though, so that sounds perfect.

A：In fact, that particular model in orange is on sale right now. It's really popular and very easy to use.

B：OK, I'd love to see it.

A：Here it is. The base price is ¥4,980. If you _____3_____ , you'll receive an extra 15 percent discount.

B：Oh, really? I go to school here, but live elsewhere.

A：OK. In that case, the total will be the original amount plus tax.

1．ア．I'll be gathering written samples of language around town.

　　イ．I'll be interviewing people to gather examples of local language.

　　ウ．I'm going to distribute a language survey by hand to people in the city.

　　エ．I'm going to observe common gestures used in conversations.

2．ア．cheap and compatible with any device

　　イ．compact and store a lot of data

　　ウ．easy to use and quickly rechargeable

　　エ．lightweight and won't break easily

3．ア．can show you're a city resident

　　イ．happen to be a first-time shopper

　　ウ．have your student ID

　　エ．sign up for a member's card

〔B〕

A： Next please! Thanks for coming to Campus Real Estate Rentals.

B： Hi. I just got accepted into the university, and I need to find an apartment.

A： First, congratulations! So, how close to the university do you want to live?

B： I haven't really thought about that.

A： Well, the closer you are to campus, the more _____4_____ .

B： I have a bicycle, so I'm OK with living several kilometers away.

A： You'll have more to choose from that way. And, like I said before, living close to campus will cost you a lot more.

B： That's good to hear since I'm on a fairly tight budget.

A： I have a few more questions for you. _____5_____

B： I'm bringing a king-sized bed from home, so definitely the larger one. Is there a big difference in rent?

A： Not so much, maybe ¥5,000. Finally, I need to know what you can afford.

B： _____6_____

A： Of course. There are several in that price range that I can show you today.

4 ．ア． convenient life will be for you

　　イ． expensive rents typically are

　　ウ． housing options will be available to you

　　エ． time you'll save in terms of commuting

5. ア. Do you want a building with an elevator, security, or both?

   イ. Do you want a studio or a more spacious one-bedroom apartment?

   ウ. Would you prefer an older or a newer, recently-constructed building?

   エ. Would you prefer to live on the first floor or higher up with a view?

6. ア. I want to spend about what you advertised in the campus newspaper.

   イ. I'll get some money each month from my parents to help me with rent.

   ウ. I'll soon get a job so I can afford something a little more expensive.

   エ. I'm hoping to discuss the price once you show me a few apartments.

Ⅱ 次の英文の空所に入れるのに最も適当な語を，ア～クから選べ。ただし，同じものを繰り返し用いてはならない。

The first emperor of China, Qin Shihuang, is remembered for the many things he did during his rule. Between 221 and 210 B.C., he started the construction of the Great Wall of China. He built a large network of roads. He introduced a new writing system, (7), and set of measurements. The emperor also (8) the construction of a huge army of life-sized terracotta soldiers. These, he hoped, would protect his (9) after his death.

Today, the soldiers in Xi'an's terracotta museum are light brown, but they weren't always this color. They began as an army of red, blue, yellow, green, white, and purple. Sadly, most of the colors did not (10) to the present day. Before their discovery, the clay soldiers were protected by being (11). When they were unearthed, however, the air caused the (12) under the paint to fall off. The paint disappeared in less time than it takes to boil an egg, taking with it important pieces of history.

ア．coating　　イ．cost　　ウ．currency　　エ．depth

オ．last　　カ．ordered　　キ．tomb　　ク．underground

Ⅲ　次の各英文の空所に入れるのに最も適当な語句を，ア～エから一つ選べ。

13. Though quite (　　　), Mary kept working hard to meet the deadline.
ア．been exhausted　　　　　　　イ．being exhausting
ウ．exhaust　　　　　　　　　　　エ．exhausted

14. The food served at that restaurant is great, but its service is (　　　) slow.
ア．a lot　　　　イ．as well　　　　ウ．far too　　　　エ．very much

15. (　　　) being a great singer, he is an excellent actor.
ア．As　　　　　イ．Besides　　　　ウ．To　　　　エ．With

16. Tom goes to the gym to lift weights at least (　　　) two days to maintain his strength.
ア．each　　　　イ．every　　　　ウ．few　　　　エ．other

17. Andy's report was excellent, (　　　) it had some minor spelling errors.
ア．about whether　　　　　　　イ．as though
ウ．except that　　　　　　　　　エ．in case

18. As it is nearly 10:00 p.m., I think it is time our children (　　　) in bed.
ア．are being　　　イ．being　　　ウ．have been　　　エ．were

19. Dave （　　　） postcards with pictures of Canada ever since he visited the country as a boy.

    ア．collects   イ．has been collecting

    ウ．is collecting   エ．would collect

20. （　　　） hard the student tried, he was still unable to finish the assignment.

    ア．How   イ．However   ウ．What   エ．Whichever

（次ページに続く）

IV　次の各英文の意味に最も近いものを，ア～エから一つ選べ。

21.　Micah made good on his promise to his parents recently.

　　ア．In recent days, Micah clarified to his parents what he promised.

　　イ．In recent days, Micah felt excited about what he promised to his parents.

　　ウ．Recently, Micah fulfilled his promise to his parents.

　　エ．Recently, Micah informed his parents of his promise.

22.　I always set about cleaning the bathroom in the morning.

　　ア．I always hate to clean the bathroom in the morning.

　　イ．I always refuse to clean the bathroom in the morning.

　　ウ．In the morning, I always avoid cleaning the bathroom.

　　エ．In the morning, I always start to clean the bathroom.

23.　My older brother calls me names whenever his friends are around.

　　ア．My older brother asks me for help whenever his friends are nearby.

　　イ．My older brother praises me whenever his friends are close by.

　　ウ．Whenever his friends are close by, my older brother questions me.

　　エ．Whenever his friends are nearby, my older brother insults me.

24.　My classmate gets the better of me in table tennis when we play.

　　ア．My classmate asks me for advice when we play table tennis.

　　イ．My classmate cheats me when we play table tennis.

　　ウ．My classmate defeats me when we play table tennis.

　　エ．My classmate struggles with me when we play table tennis.

Ⅴ　次の（a）に示される意味を持ち，かつ（b）の英文の空所に入れるのに最も適した
　　語を，それぞれア〜エから一つ選べ。

25.（a）a business or company, especially a small or specialized one
　　（b）The (　　　) eventually grew into an international corporation.
　　　　ア．facility　　　　　　　　　　　イ．firm
　　　　ウ．institute　　　　　　　　　　エ．residence

26.（a）an area of ground covered in short grass in a garden or park
　　（b）My neighbor has a swimming pool and (　　　) in his backyard.
　　　　ア．crop　　　　イ．lawn　　　　ウ．root　　　　エ．soil

27.（a）to authorize somebody to do something or allow something to
　　　　happen
　　（b）The shopping center decided to (　　　) its customers to smoke
　　　　only in the designated place.
　　　　ア．admit　　　　イ．permit　　　ウ．prohibit　　　エ．restrict

28.（a）to make something available for somebody to use
　　（b）The primary function of power companies is to (　　　) a stable
　　　　source of electricity to customers.
　　　　ア．accompany　　イ．apply　　　ウ．deny　　　　エ．supply

29.（a）yet to be organized in a way in which it can be understood or
　　　　used easily
　　（b）The research presentation only shows the (　　　) data, which
　　　　needs further analysis.
　　　　ア．adverse　　　イ．fiscal　　　ウ．fragile　　　エ．raw

Ⅵ 次の ［A］〜［D］の日本文に合うように，空所にそれぞれア〜カの適当な語句を入れ，英文を完成させよ。解答は番号で指定された空所に入れるもののみをマークせよ。なお，文頭に来る語も小文字にしてある。

［A］ そのアンケートの結果は回答者が一人も特定されないように公開されます。

The results of the questionnaire will be released （　　）（　　）（　30　）（　　）（　31　）（　　）can be identified.

　　ア．a　　　　　　　イ．not even　　　　ウ．respondent
　　エ．single　　　　　オ．so　　　　　　　カ．that

［B］ カフェに忘れた財布が手元に戻ってくるとは夢にも思わなかった。

（　32　）（　　）（　　）（　33　）（　　）（　　）wallet would be returned to me after I forgot it in the cafe.

　　ア．did　　　　　　イ．dream　　　　　ウ．I
　　エ．little　　　　　オ．my　　　　　　　カ．that

［C］ コンサートに行った人のうち何人かには，出演者が直筆でサインをした新しい DVD がプレゼントされた。

（　　）（　34　）（　　）（　35　）（　　）（　　）given a signed copy of the performer's new DVD.

　　ア．attended　　　　イ．several of　　　　ウ．the concert
　　エ．those　　　　　　オ．were　　　　　　カ．who

［D］　その新しいパン屋の前に長い行列ができているのを見るのは，これで 3 度目
　　かもしれない。

　　　　（　　　　）（　36　）（　　　　）（　37　）（　　　　）（　　　　）a　long　line　of
　　people　waiting　in　front　of　the　new　bakery　shop.

　　　　ア．have　　　　　　　　イ．I　　　　　　　　　ウ．might be
　　　　エ．seen　　　　　　　　オ．the third time　　カ．this

（次ページに続く）

VII　次の英文を読み，あとの問いに答えよ。

　　What happens if you don't get enough sleep? Randy Gardner, a high school student in the United States, wanted to find out. He designed an experiment on the effects of sleeplessness for a school science project. With Dr. William C. Dement from Stanford University and two friends watching him carefully, Gardner stayed awake for 264 hours and 12 minutes. That's eleven days and nights without sleep!

　　What effect did sleeplessness have on Gardner? After 24 hours without sleep, Gardner started having trouble reading and watching television. The words and pictures were too blurry. By the third day, he was having trouble doing things with his hands. By the fourth day, Gardner was hallucinating. For example, when he saw a street sign, he thought it was a person. He also imagined that he was a famous football player. Over the next few days, Gardner's speech became so slurred that people couldn't understand him. He also had trouble remembering things. By the eleventh day, Gardner couldn't pass a counting test. In the middle of the test, he simply stopped counting. He couldn't remember what he was doing.

　　When Gardner finally went to bed, he slept for 14 hours and 45 minutes. The second night he slept for twelve hours, the third night he slept for ten and one-half hours, and by the fourth night, he had returned to his normal sleep schedule.

　　Even though Gardner recovered quickly, scientists believe that going without sleep can be dangerous. They say that people should not repeat Randy's experiment. Tests on white rats have shown how serious sleeplessness can be. After a few weeks without sleep, the rats started losing fur. And even though the rats ate more food than usual, they lost weight. Eventually, the rats died.

Has anyone stayed awake longer than Randy Gardner? Yes! According to The Guinness Book of World Records, Maureen Weston from the United Kingdom holds the record for staying awake the longest. She went 449 hours without sleep in 1977. That's 18 days and 17 hours!

During your lifetime, you will likely spend 25 years or more sleeping. But why? What is the purpose of sleep? Surprisingly, scientists don't know for sure. Scientists used to think we "turned our brains off" (42) when we went to sleep. Sleep researchers now know, however, that our brains are very active when we sleep. Some scientists think we sleep in order to replenish brain cells. Other scientists think that sleep helps the body to grow and relieve stress. Whatever the reason, we know that it is important to get enough sleep.

問1　本文の第1段落の内容に合うものとして最も適当なものを，ア～エから一つ選べ。(38)

ア．A science experiment devised by Stanford University studied the effects of sleeplessness on a high school student named Randy Gardner.

イ．It was Dr. William C. Dement who created and oversaw the study on Randy Gardner's sleeplessness.

ウ．Randy Gardner created a study and stayed awake for 11 days in order to observe the effects of sleeplessness on his two acquaintances.

エ．Randy Gardner used himself as the subject of his own scientific study to learn about the effects of staying awake for a long period of time.

問2　本文の第2段落の内容に合うものとして最も適当なものを，ア〜エから一つ選べ。(39)

ア．After a day of not sleeping, Gardner found that it was not particularly difficult to focus on reading or watching programs on television.

イ．In the days following his fourth day of not sleeping, Gardner's speech was quite comprehensible to those around him.

ウ．Nearing the very end of the study, Gardner could unfailingly express numbers in sequential order.

エ．On his fourth day without sleep, Gardner had delusions about things around him and believed that he was a well-known athlete.

問3　本文の第3段落の内容に<u>合わないもの</u>を，ア～エから一つ選べ。(40)

ア. Following his sleepless experiment, Gardner gradually needed less rest, returning to his normal sleep pattern over four days.

イ. On the fourth night after completing the study, Gardner returned to his normal sleep schedule of exactly 10 hours and 30 minutes.

ウ. Over the first three nights, Gardner slept less each night by anywhere from 90 to 165 minutes.

エ. When Gardner slept for the first time after conducting his experiment, he was asleep for over a half day.

問4　本文の第4段落の内容に<u>合わないもの</u>を，ア～エから一つ選べ。(41)

ア. Depriving rats of sleep for a few weeks had observable negative consequences on their health.

イ. Evidence of the dangers of sleep deprivation can be seen in the experiments with white rats, ultimately resulting in their deaths.

ウ. Rats ate more and showed a tendency to increase their weight while going without sleep, thus demonstrating the harmful effects of sleeplessness.

エ. Staying awake for long periods of time is thought to be an unsafe practice by those in the scientific community.

問5　下線部(42)の内容の説明として最も適当なものを，ア〜エから一つ選べ。

ア．Scientists have concluded that it is important for all human beings to deactivate and rest their brains while sleeping.

イ．Scientists know that the brain is turned on or active when we are awake and turned off or inactive when asleep.

ウ．Sleep researchers have thoroughly investigated the fact that our brains are disengaged while sleeping.

エ．Sleep researchers now acknowledge that our brains are on and active, even when we are sleeping.

問6　本文の第６段落の内容に合うものとして最も適当なものを，ア〜エから一つ選べ。(43)

ア．It is not surprising that scientists have already determined a definitive answer to the question of why human beings need sleep.

イ．Scientists are very clear that sleep is critically important, yet they are unclear concerning the purpose or reasons for sleep.

ウ．Sleep researchers are in complete agreement that sleep is crucial for the sole purpose of stress reduction.

エ．There is certainty in the scientific community regarding why we need sleep and what the actual purpose of sleep is.

問7　本文の内容と合わないものを，ア〜キから二つ選び，(44)と(45)に一つずつマークせよ。ただし，マークする記号（ア，イ，ウ，...）の順序は問わない。

ア．Randy Gardner studied the effects of staying awake for a long period of time in order to complete a scientific study as a high school student.

イ．Four people participated in the study, Gardner as the study's subject, and three others observing and overseeing his actions carefully.

ウ．After several days without sleep, Gardner demonstrated many ill effects of sleeplessness, even mistaking a common object for a human being.

エ．Despite his difficulty in doing physical things such as with his hands, Gardner's memory remained intact throughout the experiment.

オ．Scientists have conducted laboratory experiments with rats, but they have failed to discover any serious dangers of going without sleep.

カ．One woman in the United Kingdom holds the world record for going without sleep, staying awake for a full week longer than Gardner.

キ．Everyone, including those in the scientific community, acknowledges the importance of sleep, even though its purpose remains unresolved.

（以　下　余　白）

化　学

問題
(60分)

4年度

11月20日試験

Ⅰ　次の実験に関する文章中の空欄　[1]　～　[11]　にあてはまる最も適切なものを，それぞれの**解答群**から選び，解答欄にマークせよ。ただし，同じものを何度選んでもよい。また，原子量はH＝1.00，C＝12.0，N＝14.0，O＝16.0，Na＝23.0とする。気体はすべて理想気体とみなし，気体分子1.00 molの体積は標準状態で22.4 L，気体定数Rは8.31×10^3 Pa・L/(K・mol) とする。

1）純粋なトルエン1.84 gを，過マンガン酸カリウム水溶液と適切な条件下で混合した。反応が副反応を起こすことなく完全に進んだことを確認後，適切な処理を行って安息香酸を含む白色固体2.51 gを得た。

　得られた固体に水100 gを加え加熱して，固体を完全に溶解した。その後20℃まで冷却し，析出した結晶をろ過により集めると，純粋な安息香酸をおよそ　[1]　g得ることができた。この一連の操作は　[2]　とよばれる。なお，安息香酸は20℃の水100 gに0.29 g溶けるものとする。

2）図 I に示したように，ドライアイス 44.0 g を入れた容器 A（容積 1 L）と水酸化ナト
　　リウム 100 g を入れた容器 B を接続後，ドライアイスが ┃ 3 ┃ して完全に消失す
　　るまで標準状態で放置した。その後，直ちに容器 B の質量を測定すると 39.6 g 増加し
　　ていた。容器 B 中で生成した成分はすべて容器 B の中にとどまるものとすると，ドラ
　　イアイス由来の成分のおよそ ┃ 4 ┃ ％が水酸化ナトリウムと反応したと考えること
　　ができる。ただし，空気中の水蒸気および二酸化炭素による水酸化ナトリウムへの影響
　　は考えないものとし，容器 A と容器 B を接続する管の体積は無視できるものとする。

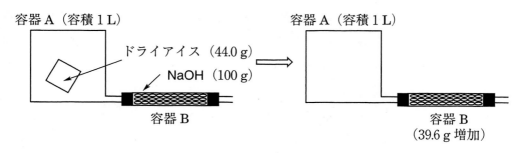

図 I

3）ヨウ素とヨウ化カリウムを含む水溶液を分液ろうとに入れ，ヘキサンを加えてよく振
　　り混ぜたのち，分液ろうとを静置し，ヘキサン層と水層を分離する。再度，水層にヘキ
　　サンを加え，同様の操作を行う。この操作は ┃ 5 ┃ とよばれ，ヘキサン層に
　　┃ 6 ┃ のみが移動して，ヘキサン層は赤紫色になる。

4）食塩水から ┃ 7 ┃ により水を分離するために，温度計，枝付きフラスコ，リー
　　ビッヒ冷却器などが必要である。温度計の位置として正しいものは ┃ 8 ┃ で，リー
　　ビッヒ冷却器に冷却水を流す方向は ┃ 9 ┃ である。

5）次に示す記述の内容のうち，適切なものは $\boxed{10}$ と $\boxed{11}$ である。

a）炎色反応を行っているそばで，ジエチルエーテルの蒸留を行った。

b）はかり取った黄リンを，そのまま机の上に放置した。

c）濃硫酸に水を加えて，希硫酸を調製した。

d）実験に使用して余った金属ナトリウムを，石油中に保存した。

e）容積 15 m³ の部屋（室温 25 ℃）で，22.4 kg の液体窒素が入った容器が転倒し，全量こぼれ出たが，そのまま融点測定を続けた。

f）実験台にこぼれたフェノールの結晶を素手で集めて試薬ビンに回収した。

g）アニリンをジアゾ化するために，亜硝酸ナトリウムの代わりに亜硝酸カリウムを使用した。

$\boxed{1}$ に対する解答群

① 1.84   ② 1.86   ③ 2.13   ④ 2.15

⑤ 2.22   ⑥ 2.44   ⑦ 2.51

$\boxed{2}$, $\boxed{5}$ および $\boxed{7}$ に対する解答群

① 蒸 留   ② 再結晶   ③ 昇華法

④ ろ 過   ⑤ 抽 出   ⑥ クロマトグラフィー

$\boxed{3}$ に対する解答群

① 沸 騰   ② 昇 華   ③ 潮 解   ④ 風 解

⑤ 融 解   ⑥ 凝 固   ⑦ 凝 縮

$\boxed{4}$ に対する解答群

① 72   ② 74   ③ 78   ④ 80   ⑤ 82

⑥ 86   ⑦ 88   ⑧ 90   ⑨ 92   ⓪ 94

| 6 | に対する解答群

① I_2 ② KI_3 ③ KI

④ I_2 と KI_3 ⑤ KI_3 と KI

| 8 | に対する解答群

① 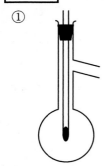   ② 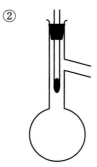   ③ 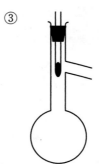   ④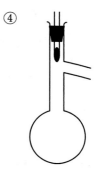

| 9 | に対する解答群

① 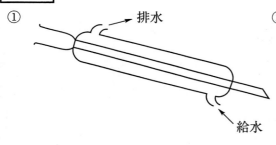   ②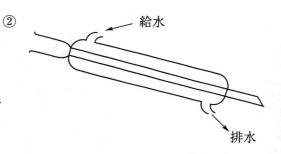

| 10 | および | 11 | に対する解答群

① a   ② b   ③ c   ④ d

⑤ e   ⑥ f   ⑦ g

Ⅱ　希薄溶液に関する次の文章中の空欄　12　～　20　にあてはまる最も適切な
ものを，それぞれの**解答群**から選び，解答欄にマークせよ。ただし，同じものを何度選
んでもよい。また，原子量は H = 1.00，O = 16.0，Na = 23.0，Cl = 35.5 とし，水のモ
ル凝固点降下は 1.85 K·kg/mol とする。なお，塩化ナトリウムは水中で完全に電離し
ているものとする。

　非電解質を溶媒に溶かした希薄溶液では，凝固点降下の大きさは溶かした溶質の種類
に関係なく，その溶液の　12　に比例する。この性質を利用することで，非電解質
の分子量を求めることができる。たとえば，ある非電解質 2.0 g を純水 100 g に溶解し
た水溶液の凝固点が −0.64 ℃であるとき，この非電解質の分子量は　13　である。
一方，電解質を水に溶解させた場合には，　14　によって溶質粒子の数は
　15　。この電解質水溶液の凝固点は，同じ　12　の非電解質水溶液と比べて
　16　。純水 100 g に塩化ナトリウム 1.0 g を溶解したときの水溶液の凝固点は
　17　℃である。

　図Ⅱは純水にある非電解質を溶かした水溶液の冷却曲線を示したものである。図Ⅱの
A～E 点のうち，この溶液の凝固点は　18　点の温度である。また，この水溶液は，
X 点では　19　状態であり，Y 点では　20　状態である。

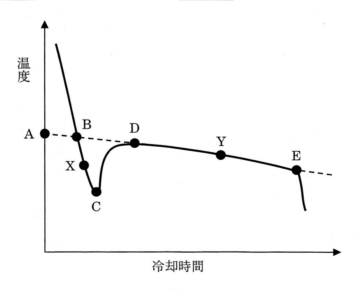

図Ⅱ

| 12 | に対する解答群

① 質量モル濃度　　　② モル濃度　　　③ モル分率

④ モル沸点上昇　　　⑤ モル凝固点降下

| 13 | に対する解答群

① 28　　　　② 38　　　　③ 48　　　　④ 58

⑤ 68　　　　⑥ 78　　　　⑦ 88　　　　⑧ 98

| 14 | に対する解答群

① 凝　縮　　　　② 電　離　　　　③ 昇　華

| 15 | に対する解答群

① 増加する　　　② 減少する　　　③ 変わらない

| 16 | に対する解答群

① 高くなる　　　② 低くなる　　　③ 変わらない

| 17 | に対する解答群

① −0.63　　　② −0.53　　　③ −0.43　　　④ −0.33

⑤ 0.33　　　　⑥ 0.43　　　　⑦ 0.53　　　　⑧ 0.63

| 18 | に対する解答群

① A　　　② B　　　③ C　　　④ D　　　⑤ E

| 19 | および | 20 | に対する解答群

① 固体のみの　　　② 液体のみの　　　③ 固体と液体が共存する

Ⅲ　電解精練に関する次の文章中の空欄　21　～　34　にあてはまる最も適切なものを，それぞれの**解答群**から選び，解答欄にマークせよ。ただし，同じものを何度選んでもよい。また，原子量は $H = 1.00$，$O = 16.0$，$Al = 27.0$，$Cu = 63.5$ とし，ファラデー定数は $F = 9.65 \times 10^4$ C/mol とする。

　　銅の電解精練では，銅以外の金属不純物を含む粗銅板を　21　極に，薄い純銅板を　22　極に用いて，硫酸酸性の硫酸銅（Ⅱ）水溶液を低電圧で電気分解することにより，　23　極に純度99.99％以上の純銅が析出する。このとき　21　極でおこる反応は　24　反応で，　22　極でおこる反応は　25　反応である。銅の電解精練で500 gの純銅を得るためには，150 Aの電流で少なくとも　26　秒間電気分解する必要がある。

　　アルミニウムはイオン化傾向の　27　金属で，たとえば硫酸アルミニウムの水溶液を電気分解するとアルミニウムの単体は析出せず，　28　が発生する。このため，アルミニウムの精練では，原料鉱石である　29　を精製して純粋な　30　をつくる。　30　は融点が高いため，　31　を約1000℃に加熱して融解させたものに溶かし，炭素電極を用いて電気分解すると　32　極にアルミニウムが析出する。この方法を　33　という。このとき　32　極でおこる反応は　34　反応である。

　21　～　23　および　32　に対する解答群
①　陽　　　　　　②　陰

　24　，　25　および　34　に対する解答群
①　酸　化　　　　②　還　元

　26　に対する解答群
①　5.07×10^3　　　　②　1.01×10^4　　　　③　1.19×10^4
④　2.38×10^4　　　　⑤　3.57×10^4　　　　⑥　5.07×10^4

27 に対する解答群
①　大きい　　　　②　小さい

28 に対する解答群
①　二酸化炭素　　②　水　素　　　③　塩　素　　　④　窒　素

29 に対する解答群
①　アルミナ　　　②　アルマイト　　③　ボーキサイト　　④　ジュラルミン

30 および 31 に対する解答群
①　$Al(OH)_3$　　　　②　Al_2O_3　　　　③　$Al_2(SO_4)_3$
④　$AlK(SO_4)_2 \cdot 12H_2O$　　　　　　　⑤　Na_3AlF_6

33 に対する解答群
①　溶融塩電解　　②　イオン交換膜法　　③　接触法
④　ソルベー法　　⑤　テルミット法

Ⅳ　酸素を含む化合物に関する次の文章中の空欄　35　～　43　にあてはまる最
　も適切なものを，それぞれの**解答群**から選び，解答欄にマークせよ。ただし，同じもの
　を何度選んでもよい。また，原子量は H = 1.00，C = 12.0，O = 16.0 とする。気体はす
　べて理想気体とみなし，気体分子 1.00 mol の体積は標準状態で 22.4 L とする。

1）化合物 A ～ E は，それぞれ炭素数が最小のアルコール，アルデヒド，カルボン酸，ケ
　トン，エステルである。これら 5 つの化合物の関係性は，以下のとおりである。

　　　・5 つの化合物の中で，化合物 C の分子量は 2 番目に大きい。
　　　・化合物 B を酸化すると，化合物 A が得られる。
　　　・化合物 D の分子量は，化合物 B の 2 倍である。
　　　・化合物 B と化合物 E の関係は，以下の反応式で表すことができる。

　　　　$2E + O_2 \longrightarrow 2B + 2H_2O$

　　1．ナトリウムと反応すると水素が発生する化合物は　35　である。
　　2．ヨードホルム反応で黄色の沈殿が生じる化合物は　36　である。
　　3．ベンゼン溶液中で二量体を形成する化合物は　37　である。
　　4．酢酸カルシウムを乾留すると得られる化合物は　38　である。
　　5．一般式 R-OH で表されるアルコールの酸化反応で得られる化合物は　39　で
　　　ある。
　　6．合成樹脂の原料や消毒剤・防腐剤などに使われる化合物は　40　である。
　　7．完全燃焼したとき，生成した二酸化炭素と水の物質量の比が等しくならない化合物
　　　は　41　である。

2）標準状態においてジメチルエーテルとプロパンの混合気体 1.00 L に，5.00 L の酸素
　を混合して完全燃焼させた。燃焼後，標準状態に戻したときの体積は 3.56 L であった。
　この結果より，はじめの混合気体中に含まれていたジメチルエーテルは　42　mol，
　プロパンは　43　mol であったことがわかる。ただし，生成した水の体積および気
　体の液体への溶解は無視できるものとする。

| 35 | ～ | 41 | に対する解答群

① Aのみ　　　② Bのみ　　　③ Cのみ　　　④ Dのみ

⑤ Eのみ　　　⑥ AとBのみ　　　⑦ AとDのみ　　　⑧ AとEのみ

⑨ BとEのみ　　　⑩ CとDのみ　　　ⓐ CとEのみ　　　ⓑ DとEのみ

ⓒ AとBとCのみ　　　ⓓ AとBとDのみ　　　ⓔ AとCとDのみ

| 42 | および | 43 | に対する解答群

① 0.010　　② 0.015　　③ 0.020　　④ 0.025　　⑤ 0.030

⑥ 0.035　　⑦ 0.040　　⑧ 0.045　　⑨ 0.050　　⑩ 0.10

ⓐ 0.15　　ⓑ 0.20　　ⓒ 0.25　　ⓓ 0.30　　ⓔ 0.35

英　語

解答　4年度

推　薦

I

〔解答〕
[A] 1. イ　2. ア　3. ア
[B] 4. イ　5. イ　6. ア

〔出題者が求めたポイント〕

[A]　選択肢訳
1. ア．街で書き言葉のサンプルを集めるつもりです。
　　イ．人々にインタビューして、地元の言葉のサンプルを集めるつもりです。
　　ウ．言語調査票を街の人に手渡しで配るつもりです。
　　エ．会話でよく使われるジェスチャーを観察してみるつもりです。
2. ア．安くてどんなデバイスにも対応できる
　　イ．コンパクトで、多くのデータを保存できる
　　ウ．使いやすく、すぐに充電できる
　　エ．軽量で簡単に壊れない
3. ア．市内在住であることを証明できる
　　イ．偶然にも初めての買い物である
　　ウ．学生証を持っている
　　エ．メンバーズカードに申し込む

[B]　選択肢訳
4. ア．あなたにとってより便利な暮らしになる
　　イ．家賃は一般的により高額になる
　　ウ．あなたの住居の選択肢がより広がる
　　エ．通学時間がより短縮される
5. ア．エレベーター付き、セキュリティ付き、またはその両方がいいですか？
　　イ．ワンルームがいいですか、それとも、より広めのベッドルームがあるアパートがいいですか？
　　ウ．古い建物か、それとも最近建てられた新しい建物がいいですか？
　　エ．1階がいいですか、それとも高層階で眺めの良いところがいいですか？
6. ア．キャンパス新聞に掲載された金額くらいにしたい。
　　イ．家賃を補助のために毎月親からいくらかお金をもらう。
　　ウ．もうすぐ就職するから、少し高くても賄える。
　　エ．何件かマンションを見せてもらったら、価格の相談をしたいと思います。

〔全訳〕

[A]
A：東洋電子へようこそ。どのようなご用件でしょうか？
B：私は今、ここ大阪で日本語の方言について研究しています。これに適した機材選びのご相談をしたいのです。

A：面白そうですね。どんなことをするのですか？
B：そうですね。私が考えているのは次のようなことです。[1]人々にインタビューして、地元の言葉のサンプルを集めるつもりです。
A：ということは、音声データを収集するためにマイク付きのものが必要になりそうですね？
B：ええ、その通りです。
A：分かりました。そうですね。では、ボイスレコーダー PX-100 が[2]安くてどんなデバイスにも対応できるのでおすすめです。
B：値段はあまり気にしていません。タブレットやスマートフォン、PC からデータにアクセスすることになるから、それがちょうどよさそうですね。
A：実は今、オレンジのモデルがセール中です。使い勝手がよくて人気です。
B：そうですか、ぜひ見てみたいです。
A：これです。基本価格は 4,980 円です。もしあなたが[3]市内在住であることを証明できるなら、さらに15%引きになります。
B：え、そうなのですか？　私は、学校はここなのですが、家は別のところなのです。
A：分かりました。その場合は元の金額に消費税を加えた金額になります。

[B]
A：次の方どうぞ。キャンパス不動産賃貸にお越しいただきありがとうございます。
B：こんにちは。大学に合格したので、アパートを探したいのですが。
A：まずは、おめでとうございます！　それで、大学からどのくらい近いところにお住みになりたいですか？
B：それはあまり考えたことがありません。
A：まあ、大学から近ければ近いほど、[4]通学時間がより短縮できますね。
B：私は自転車があるので、数キロ離れても大丈夫です。
A：その方が選択の幅が広がりますね。それと、先ほど言ったように、キャンパスに近いところに住むと、その分費用が高くつきます。
B：それはよかったです。予算が少ないので。
A：もう少しお聞きしたいことがあります。[5]ワンルームがいいですか、それとも、より広めのベッドルームがあるアパートがいいですか？
B：家からキングサイズのベッドを持ってくるので、絶対広い方がいいです。家賃はそんなに違うのですか？
A：そうでもありません。5,000 円くらいでしょうか。最後ですが、お支払いになれる金額を教えてください。
B：[6]キャンパス新聞に掲載された金額くらいにしたいですね。

A：分かりました。その価格帯の物件はいくつかありますので、今日ご紹介できますよ。

Ⅱ

〔解答〕

7．ウ　　8．カ　　9．キ
10．オ　　11．ク　　12．ア

〔全訳〕

中国の初代皇帝、秦の始皇帝は、その統治時代にさまざまなことを行ったことで記憶されている。紀元前221年から210年にかけて、彼は万里の長城の建設に着手した。大規模な道路網の建設も行った。また、新しい文字体系、通貨、度量衡を導入した。さらに皇帝は、実物大の兵馬俑を作るよう命じた。彼は、これが自分の死後、自分の墓を守ってくれることを望んだのだ。

現在、西安の兵馬俑博物館にある兵士像は薄茶色をしているが、元は必ずしもこのような色ではなかった。当初は赤、青、黄、緑、白、紫の軍団であった。しかし、悲しいかな、ほとんどの色は現代に残っていない。発見されるまで、粘土の兵隊は　地下にいることで守られていたのだ。しかし、発掘されたとき、空気のせいで絵の具の下のコーティングが剥がれ落ちてしまった。卵をゆでるよりも短い時間で塗料は消え、それとともに重要な歴史の断片が消えたのだった。

Ⅲ

〔解答〕

13．エ　　14．ウ　　15．イ　　16．イ
17．ウ　　18．エ　　19．イ　　20．イ

〔出題者が求めたポイント〕

13．Though she was quite exhausted から she was を省略した形。
14．far too slow「あまりに遅すぎる」。far は too を修飾できる。very much は very だけなら可。
15．besides being ～「～であることに加えて」。
16．every two days「2 日に 1 回（1 日おきに）」。every other day と同意。
17．except that ～「～であることを除いて」。
18．it is time S V「もう～する時間だ」。V は過去形（仮定法過去）になる。
19．ever since ～「～以来ずっと」があるので、現在完了進行形が正解。ever は since を強調して「ずっと」という意味。
20．However ～「たとえどれほど～しても」。No matter how と言い換えられる。

〔問題文訳〕

13．すっかり疲れ果てていたが、メアリーは締め切りに間に合わせるために懸命に働き続けた。
14．そのレストランで出される料理は素晴らしいが、接客があまりにも遅すぎる。
15．彼は素晴らしい歌手であることに加えて、優れた役者でもある。

16．トムは体力を維持するために、少なくとも 2 日に 1 回はジムに行ってウェイトリフティングをしている。
17．アンディのレポートは、若干のスペルミスがあることを除けば優秀であった。
18．もう 10 時近いので、もう子供たちは寝てもいい頃だと思う。
19．デイブは少年時代にカナダを訪れて以来ずっと、カナダの写真が入った絵葉書を集めている。
20．その学生はどれほど頑張っても、やはり課題を終えることができなかった。

Ⅳ

〔解答〕

21．ウ　　22．エ　　23．エ　　24．ウ

〔問題文訳〕

21．ミカは最近、両親との約束を果たした。
　ア．最近、ミカは両親に自分が約束したことを明確にした。
　イ．最近、ミカは両親と約束したことについて興奮を覚えた。
　ウ．最近、ミカは両親との約束を果たした。
　エ．最近、ミカは両親に自分の約束について知らせた。
22．私は、朝はいつもバスルームの掃除にとりかかる。
　ア．私は、朝のバスルーム掃除はいつも嫌だ。
　イ．私は、朝のバスルーム掃除はいつも断っている。
　ウ．私は、朝はいつもバスルームの掃除を避けている。
　エ．私は、朝はいつもバスルームの掃除から始める。
23．私の兄は、彼の友だちがいるときはいつも私をけなす。
　ア．私の兄は、彼の友だちが近くにいるときはいつも私に助けを求める。
　イ．私の兄は、彼の友だちが近くにいるときはいつも私をほめてくれる。
　ウ．私の兄は、彼の友だちが近くにいるときはいつも私に質問する。
　エ．私の兄は、彼の友だちが近くにいるときはいつも私をばかにする。
24．卓球で対戦すると、私の同級生は私に勝つ。
　ア．卓球をするとき、私の同級生は私に助言を求める。
　イ．卓球をするとき、私の同級生は私をだます。
　ウ．卓球をするとき、私の同級生は私を負かす。
　エ．卓球をするとき、私の同級生は私と格闘する。

Ⅴ

〔解答〕

25．イ　　26．イ　　27．イ　　28．エ　　29．エ

〔正解の英文〕

25．(a) 事業または会社、特に小規模または専門的なもの。
　　(b) その会社はやがて国際的な企業に成長した。
26．(a) 庭や公園の短い草で覆われた地面の領域
　　(b) 私の隣人の裏庭にはプールと芝地がある。

27. (a) 誰かに何かをすることを許可する、または何か
　　　が起こることを許可する
　　(b) そのショッピングセンターは、指定された場所
　　　でのみ喫煙することを許可することにした。
28. (a) 誰かが使えるように何かを利用可能にする
　　(b) 電力会社の主な役割は、顧客に安定的に電力を
　　　供給することである。
29. (a) まだ、理解されたり利用されたりしやすいよう
　　　に整理されていない
　　(b) 研究発表では未加工のデータしか示されておら
　　　ず、さらなる分析が必要である。

Ⅵ

〔解答〕
[A] 30. イ　31. エ
[B] 32. エ　33. イ
[C] 34. エ　35. ア
[D] 36. ウ　37. イ

〔正解の英文〕
[A]　The results of the questionnaire will be
released (so)(that)(not even)(a)(single)
(respondent) can be identified.
[B]　(Little)(did)(I)(dream)(that)(my)
wallet would be returned to me after I forgot it in
the cafe.
[C]　(Several of)(those)(who)(attended)
(the concert)(were) given a signed copy of the
performer's new DVD.
[D]　(This)(might be)(the third time)(I)
(have)(seen) a long line of people waiting in
front of the new bakery shop.

Ⅶ

〔解答〕
問1 エ　問2 エ　問3 イ　問4 ウ
問5 エ　問6 イ　問7 エ、オ
〔出題者が求めたポイント〕
選択肢訳
問1 ア．スタンフォード大学が考案した科学実験におい
　　て、ランディ・ガードナーという高校生を対象に
　　した不眠の影響が調査された。
　　イ．ランディ・ガードナーの不眠に関する研究を立
　　案し、監督したのはウィリアム・C・ディメント
　　博士だった。
　　ウ．ランディ・ガードナーは、ある研究を立案し、
　　不眠が2人の知人に与える影響を観察するため
　　に、11日間寝ないでいた。
　　エ．ランディ・ガードナーは、長時間起きているこ
　　との影響を知るために、自分自身を科学的研究の
　　対象として用いた。
問2 ア．1日寝ないでいた後、ガードナーは、読書やテ
　　レビ番組の視聴に集中するのが特に難しくないの

に気づいた。
　　イ．不眠4日目の後の数日間、ガードナーの話し方
　　は周囲にかなり理解されるようになった。
　　ウ．研究の最後のほうになると、ガードナーは常に
　　数字を順番に言うことができるようになった。
　　エ．不眠の4日目、ガードナーは周囲の物事につい
　　て妄想を抱き、自分が有名なスポーツ選手だと信
　　じるようになった。
問3 ア．不眠実験の後、ガードナーは徐々に休息を必要
　　としなくなり、4日間で通常の睡眠パターンに戻
　　った。
　　イ．実験を終えてから4日目の夜、ガードナーは、
　　10時間30分きっかりという彼の通常の睡眠スケ
　　ジュールに戻った。
　　ウ．最初の3日間、ガードナーは毎晩90分から
　　165分ほど睡眠時間が短かった。
　　エ．実験の実施後初めて眠ったとき、ガードナーは
　　半日以上眠っていた。
問4 ア．ネズミから数週間睡眠を奪うと、彼らの健康に
　　悪影響を及ぼすことが観察された。
　　イ．睡眠不足の危険性は、白ネズミを使った実験に
　　見られたが、彼らは最終的には死に至った。
　　ウ．寝ないでいる間、ネズミはより多く食べ、体重
　　が増加する傾向を示したが、これは不眠の弊害を
　　実証している。
　　エ．長時間起きていることは、科学界の人々からは
　　危険な行為と考えられている。
問5 ア．科学者は、すべての人にとって、睡眠中に脳の
　　活動を停止し、休ませることが重要であると結論
　　づけている。
　　イ．科学者は、目覚めているときに脳は作動または
　　活動しており、眠っているときに停止または活動
　　していないことを知っている。
　　ウ．睡眠研究者は、私たちの脳が眠っている間は停
　　止しているという事実を徹底的に調査してきた。
　　エ．睡眠研究者は今日、私たちの脳は眠っていると
　　きでも作動し、活動しているということを認めて
　　いる。
問6 ア．なぜ人間に睡眠が必要なのかという疑問に対し
　　て、科学者がすでに決定的な解答を確定している
　　のは驚きではない。
　　イ．科学者は、睡眠が決定的に重要であることにつ
　　いては明確であるが、睡眠の目的や理由について
　　は不明である。
　　ウ．睡眠研究者は、睡眠がストレス解消のためにの
　　み重要であるという点では完全に一致している。
　　エ．科学界には、なぜ睡眠が必要なのか、睡眠の実
　　際の目的は何なのかについて、明確な見解があ
　　る。
問7 ア．ランディ・ガードナーは高校生のとき、科学研
　　究を完成させるために、長時間起きていることの
　　影響を研究しました。
　　イ．この研究には4人が参加したが、ガードナーは

被験者として参加し、他の 3 人は彼の行動を注意深く観察・監視した。

ウ．数日間眠らないうちに、ガードナーは不眠の弊害をたくさん示し、ありふれたものを人間と間違えることさえあった。

エ．ガードナーは、手で物理的な物事を行うのには苦労したが、彼の記憶力は実験中ずっと衰えなかった。

オ．科学者はネズミを使った実験を行ってきたが、寝ないでいることの深刻な危険性を発見することはできなかった。

カ．イギリスのある女性は、ガードナーより 1 週間も長く寝ないでいたことで、不眠の世界記録を持っている。

キ．科学界にいる人も含め、誰もが睡眠の重要性を認めているが、その目的はまだ解明されていない。

〔全訳〕

十分な睡眠を取らないと何が起こるのか？　アメリカの高校生、ランディ・ガードナーはそれを知りたいと思った。彼は、学校の理科の課題として、不眠の影響に関する実験を計画したのだった。スタンフォード大学のウィリアム・C・ディメント博士と 2 人の友人に見守られながら、ガードナーは 264 時間 12 分眠らずにいた。これは 11 日間も寝なかったことになる！

不眠はガードナーにどんな影響を与えたのか。24 時間眠らなかった後、ガードナーは本を読むことや、テレビを見ることに支障をきたすようになった。文字や画像があまりにぼやけるのだ。3 日目には、手で何かをするのが不自由になった。4 日目になると、ガードナーは幻覚を見るようになった。例えば、道路標識を見たとき、それが人であると思うようになった。また、自分が有名なサッカー選手であるかのように思い込んだりもした。それから数日後、ガードナーは言葉が不明瞭になり、人に理解されなくなった。また、物を思い出すのに苦労するようになった。11 日目になると、ガードナーは数を数えるテストに合格することができなくなった。彼はテストの途中で数えるのをやめてしまった。やっていたことを思い出せなくなったのだ。

ようやく寝床に入ると、ガードナーは 14 時間 45 分も眠った。2 日目は 12 時間、3 日目は 10 時間半、そして 4 日目には通常の睡眠時間に戻った。

ガードナーはすぐに回復したが、科学者たちは、睡眠不足は危険だと考えている。彼らは、ランディの実験を繰り返してはいけないと言う。白ネズミの実験において、不眠がいかに深刻なものであるかが示されている。数週間眠らずにいると、ネズミは毛を失い始めた。そして、いつもよりたくさん餌を食べたにもかかわらず、体重が減ってしまった。最終的にこのネズミは死んだのだった。

ランディ・ガードナーより長く起きていた人はいるのだろうか？　いる！　ギネスブックによると、イギリスのモーリーン・ウェストンが、最も長く起きていた記録を持っている。1977 年、彼女は 449 時間眠らずにいた。これは 18 日と 17 時間にあたる！

一生のうち、人は 25 年以上寝て過ごすことになる。しかし、なぜ寝るのか？　睡眠の目的は何なのか？　意外なことに、科学者にもはっきりしたことは分かっていない。かつては、私たちは眠るときに「脳のスイッチを切っている」と考えられていた。しかし、現在では、睡眠中の脳は非常に活発であることが分かっている。一部の科学者は、人は脳細胞を充填するために眠ると考えている。また、睡眠が体の成長やストレスの解消に役立っていると考える科学者もいる。いずれにせよ、十分な睡眠をとることが重要であることは分かっている。

化　学

解答

4年度

I

〔解答〕

1	2	3	4	5	6	7	8	9	10	11
4	2	2	8	5	1	1	1	3	1	7

※ 10・11 は順不同

〔出題者が求めたポイント〕

分離・精製操作、実験の基本

単に教科書知識を問うだけでなく、実験操作での危険や推奨されない操作についての問題はこれからも増えていくと予想される。分離操作の詳細だけでなく、原理まで含めた理解が重要になるだろう。

〔解答のプロセス〕

1) トルエン（分子量 92）1.84 g がすべて安息香酸（分子量 122）に変化したとすると、その質量は 2.44 g であるから、得られた白色固体 2.51 g には 0.07 g の不純物が含まれていたことが分かる。これを [2]再結晶法で回収する。20℃の水 100 g に安息香酸は 0.29 g 溶けるので、生成したはずの 2.44 g のうち 0.29 g が溶液中に残り、[1]2.15 g が結晶として回収される。

2) ドライアイスは 1 気圧下では固体から気体へ直接変化（[3]昇華）する。容器 B の質量増加分 39.6 g がすべて吸収された二酸化炭素の量を表すとすれば

$$\frac{39.6}{44.0} = 0.90$$ となるから、吸収された二酸化炭素は元の [4]90% 。

3) ヨウ化カリウムはイオン結晶なのでヨウ素よりも水に溶けやすいが、ヨウ素は無極性分子なので水にはほとんど溶けない。ヘキサンは無極性溶媒なので、ヘキサン層と水層を分けると [6]ヨウ素はヘキサン層へ、ヨウ化カリウムは水層へ移動して両者を分別できるようになる。この分離精製法が [5]抽出である。

4) 食塩水を 100℃ 近くに熱すると、水のみが蒸発して溶けている塩類から分離できる。このように沸点の違いを利用して純粋な液体成分を得る精製法を [7]蒸留という。

[8]温度計の先端は枝の付け根のあたり、発生した蒸気の温度が計れる位置にし、リービッヒ冷却管には [9]水蒸気の流れる向き（水蒸気は上から下へ流す）とは反対向きに冷却水が流れるようにする。

5) a) ジエチルエーテルは蒸気が引火しやすい。誤り。

　 b) 黄リンは自然発火する。誤り。

　 c) 濃硫酸は溶解熱が大きいため、濃硫酸に水を加えると突沸の危険がある。誤り。

　 d) 正しい。金属ナトリウムは水と激しく反応して発火するので石油（灯油）中に保存する。

　 e) 22.4 kg の液体窒素がすべて気体になった場合の分圧は

$$P \times 15 \times 1000 = \frac{22.4 \times 1000}{28} \times 8.3 \times 10^3 \times 298$$ より、$P = 1.319\cdots \times 10^5 \text{(Pa)}$

となるので、室内の圧力は元の圧力にこれが加わり約 2 倍になっている。圧力が変化すれば融点や沸点は変化するので、そのままでは測定結果がずれる可能性がある（それ以前に、2 気圧下で平然と実験していられるのかという疑問もある）。誤り。

　 f) フェノールに素手で触れると火傷（薬傷）することがある。誤り。

　 g) 亜硝酸イオンが反応に関わるので、亜硝酸カリウムでも実験は可能である。正しい。

II

〔解答〕

12	13	14	15	16	17	18	19	20
1	4	2	1	2	1	2	2	3

〔出題者が求めたポイント〕

希薄溶液の性質、凝固点降下

〔解答のプロセス〕

[13] 非電解質の分子量を M とすると、凝固点降下度 Δt は

$$\Delta t = 1.85 \times \frac{\frac{2.0}{M}}{0.100} = 0.64$$

これを解いて、$M = 57.8\cdots$

[17] [13] と同様に、塩化ナトリウムが水溶液中では 2 つのイオンに完全電離する K とに注意して

$$\Delta t = 1.85 \times \frac{\frac{1.0}{58.5} \times 2}{0.100} = 0.632\cdots$$

（塩化ナトリウムの式量は 13 で求めた 58 に近いので、凝固点降下度も近い値になることをヒントに選択肢を選んでもよい。）

[18] ～ [20] 凝固点は冷却曲線の直線部分を伸ばしたものがぶつかったところ（B 点）の温度を読む。B ～ D までの部分を過冷却状態といい、B ～ C までは固体は存在せず、凝固が始まる C 点（すなわち、X 点ではまだ凝固していない、液体のみの状態である）以降、凝固熱によって D まで一旦温度が上がる。凝固が進むと溶質は結晶に入れず溶媒に残るので断続的に溶液の濃度は増加していき（したがって Y 点では凝固した固体とまだ凝固していない液体が共存している）、凝固点も下がっていくため右下がりのグラフになる。

III

〔解答〕

21	22	23	24	25	26	27	28	29	30	31	32	33	34
1	2	2	1	2	2	1	2	3	1	5	2	1	2

〔出題者が求めたポイント〕

無機化学、金属の精錬法

〔解答のプロセス〕

24 ・ 25 　陽極で起こる反応は $Cu \longrightarrow Cu^{2+} +$ $2e^-$ で、金属銅の酸化数が増える酸化反応である。逆に陰極では $Cu^{2+} + 2e^- \longrightarrow Cu$ の還元反応が起こる。陰極には電源の負極から出た電子が流れ込むから電子が左辺にいる反応が起こる、と覚えておくとよい。

26 　500 g の純銅を得るために流すべき電子は

$\dfrac{500}{63.5} \times 2 = 15.74\cdots (mol)$ なので、150 A の電流では

$15.7 \times 9.65 \times 10^4 = 150 \times t$ 　$t = 1.01\cdots \times 10^4 (sec)$

28 　イオン化傾向が水素よりも大きい金属は、そのイオンを含む水溶液を電気分解しても先に水が反応して水素が発生するため、金属単体を水溶液の電気分解から得ることはできない。

Ⅳ

〔解答〕

35	36	37	38	39	40	41	42	43
8	3	1	3	c	2	5	4	3

〔出題者が求めたポイント〕

有機化学、化学反応式

2)では連立方程式を立てるとよい。

〔解答のプロセス〕

炭素数が最小のアルコール、アルデヒド、カルボン酸、ケトン、エステルはそれぞれメタノール（分子量 32）、ホルムアルデヒド（30）、ギ酸（46）、アセトン（58）、ギ酸メチル（60）である。

文章を読み取っていくと、分子量が 2 番目に大きい C はアセトン、分子量がちょうど 2 倍になるような B と D は、それぞれホルムアルデヒドとギ酸メチル、B（ホルムアルデヒド）を酸化して得られる A はギ酸、酸化して B になる E はメタノールと埋まる。

35 　ナトリウムと反応して水素を発生させるのは、アルコールであるメタノールと、弱酸であるギ酸の 2 つである。

36 　ヨードホルム反応を示すのは、アセトンのみ。

37 　ベンゼン中で二量体を形成するのはカルボキシ基なので、ギ酸のみ。

38 　酢酸カルシウムを乾留すると、アセトンが得られる。

$$(CH_3COO)_2Ca \longrightarrow CH_3COCH_3 + CaCO_3$$

39 　アルコールの酸化で得られるものはアルデヒドとケトン。アルデヒドの酸化でカルボン酸も得られるが、アルコールが直接反応しているわけではないため当てはまるかどうかは判断の難しいところ。本解答ではカルボン酸も当てはまるものとした。

40 　「合成樹脂の原料」からホルムアルデヒドを連想できるとよい。フェノール樹脂、尿素樹脂のほか、ビニロンのアセタール構造を作るのにも用いられていた。

41 　分子中の炭素：水素の原子数比が 1：2 でないものを選べばよい。メタノールのみが該当する。

42 ・ 43 　混合気体 1.00 L 中のジメチルエーテルを x L、プロパンを y L と置くと、

	$CH_3\text{-}O\text{-}CH_3$	$+$	$3O_2$	$\longrightarrow$	$2CO_2$	$+$	$3H_2O$	
反応前	x		n		0		0	（単位：L）
反応	$-x$		$-3x$		$+2x$		$+3x$	
反応後	0		$n-3x$		$2x$		$(3x)$	

	C_3H_8	$+$	$5O_2$	$\longrightarrow$	$3CO_2$	$+$	$4H_2O$	
反応前	y		$5-n$		0		0	（単位：L）
反応	$-y$		$-5y$		$+3y$		$+4y$	
反応後	0		$5-n-5y$		$3y$		$(4y)$	

$$\begin{cases} x + y = 1 \\ (5 - 3x - 5y) + 2x + 3y = 3.56 \end{cases}$$

これを解いて、$x = 0.56$、$y = 0.44$ mol に換算すれば、

ジエチルエーテル：$\dfrac{0.56}{22.4} = 0.025$、

プロパン：$\dfrac{0.44}{22.4} = 0.0196\cdots$

令和3年度

問　題　と　解　答

英　語

問題
(60分)

3年度

11月21日試験

Ⅰ　次の対話文の空所に入れるのに最も適当なものを，それぞれア～エから一つ選べ。

〔A〕

A： Good morning. Something smells delicious. What are you cooking?

B： I'm making dairy-free pancakes for Dad's birthday.

A： Really? I love pancakes! I ＿＿＿＿1＿＿＿＿ .

B： Not necessarily. I wanted to try not using either this time.

A： You'd better make a lot because he always gets back hungry.

B： ＿＿＿＿2＿＿＿＿ I already made two stacks.

A： Wow! That looks like enough for the whole family. Can I have a few?

B： Of course, you can have some, but wait until Dad returns. I want to eat together.

A： I'd like to give you some help. ＿＿＿＿3＿＿＿＿

B： That'd be great. Make sure you wipe it first.

A： I'll get out his favorite mug, too. And the big plates from the other room.

B： Thanks. I'll finish making these pancakes.

1．ア．always thought he preferred eggs, toast, and orange juice

　　イ．didn't think Dad ate breakfast after he went jogging

　　ウ．don't think he's going to feel happy when he sees the kitchen

　　エ．thought they needed milk and butter to taste good

2．ア．Do you think I should start cooking soon?

　　イ．Have you seen the counter?

　　ウ．I wish you liked to eat pancakes.

　　エ．I'm afraid I only have enough for him.

3. ア. How about I clear the table and set it for breakfast?

  イ. Should I turn on some of Dad's favorite music?

  ウ. Should I wash the dishes before we eat?

  エ. Would it be OK to call everyone to breakfast?

〔B〕

A： Nice shot! Have you been practicing your tennis?

B： Not really, but my father gave me a couple of tips recently.

A： Well, you've really improved. _____4_____

B： Thanks! I also watched several videos on how to play on the Internet.

A： It seems like these days you can learn anything by watching videos.

B： That's true. My father is teaching himself to play the piano that way, too.

A： Really? _____5_____

B： Well, he's only been doing it for six months, but he can play anything.

A： Do you think there are any videos on making origami? I want to learn that.

B： Are you kidding? _____6_____

A： That's so cool. I've been wanting to learn how to make them at home.

B： Well, give it a try sometime and let me know how you do.

4． ア． I can't believe this is your first time.

　　イ． I remember when you couldn't hold the racket properly.

　　ウ． Maybe you should ask him if he'll give you some advice.

　　エ． Practicing every day with your dad has really helped you out.

5． ア． How long has he been going to lessons?

　　イ． Is it difficult to concentrate with him practicing?

　　ウ． When did he start giving piano lessons?

　　エ． Would you say that he's any good?

6．ア．I didn't think anyone knew how to fold a paper crane.

　イ．I've never seen anyone do that online.

　ウ．There are classes at the local community center once a month.

　エ．There must be hundreds online.

Ⅱ　次の英文の空所に入れるのに最も適当な語を，ア～クから選べ。ただし，同じものを繰り返し用いてはならない。

　　In the early decades of the twentieth century, music lovers marveled when they saw and heard self-playing pianos called "player pianos." Now, because of（　7　）in robotics, we can enjoy music played by robot pianists.

　　Robot pianists come in many more shapes and（　8　）than human pianists. A robot pianist named Arpeggio resembles a high-tech piano bench. When he（　9　）his fingers on a piano, he spans the entire length of the keyboard. His 88 rectangular metal fingers mean that no（　10　）is ever out of reach.

　　Arpeggio（　11　）the piano performances of great performers. If you couldn't see who was performing, you wouldn't be able to pick out whether it was a human or a robot playing.

　　Another robot pianist, Teotronica, has a face that makes him more humanoid. His video camera eyes allow him to（　12　）with the audience, and he can make facial expressions. He can even talk and sing in any language!

　　There is one big difference between Teotronica's hands and a human player's hands. The first Teotronica had 19 fingers. Now he has 53! Not surprisingly, he can play faster than any human pianist.

ア．amusement　イ．interact　ウ．note　エ．picture
オ．progress　カ．puts　キ．reproduces　ク．sizes

Ⅲ 　次の各英文の空所に入れるのに最も適当な語句を，ア〜エから一つ選べ。

13. Please send（　　）my webcam so I can telecommunicate with my brother.
ア．back me イ．back me to
ウ．me back エ．to me back

14. My colleague asked repeatedly about the chance of there（　　）an election this year.
ア．be イ．being ウ．is エ．to be

15. I do not want to marry James, which may sound（　　）to you.
ア．surprise イ．surprised
ウ．surprising エ．to be surprised

16. Fifteen minor-league victories（　　）, he made his debut in the major league.
ア．last イ．lately ウ．later エ．latter

17. Peter Ward, who（　　）for my father in the 1990s, is now living in Greece.
ア．had worked イ．has to work
ウ．has worked エ．worked

18. The Lost and Found has a sale in which all the items（　　）on the trains are sold.
ア．leave イ．left ウ．to be left エ．which leave

19.　The professor always tells us that not (　　　) can be a poet.

　　ア．everyone　　　イ．much　　　ウ．some　　　エ．someone

20.　Somebody has been stealing our flowers, but I do not know (　　　).

　　ア．it　　　イ．that　　　ウ．what　　　エ．who

（次ページに続く）

Ⅳ　次の各英文の意味に最も近いものを，ア～エから一つ選べ。

21. It was obvious the little girl took after her father.

　ア．It was easy to see the little girl differed from her father.

　イ．It was easy to see the little girl resembled her father.

　ウ．It was evident the little girl accompanied her father.

　エ．It was evident the little girl was independent from her father.

22. For some reason our principal decided to come along on our class trip.

　ア．For some reason our principal decided that he would coordinate our class trip.

　イ．For some reason our principal determined that he would join our class trip.

　ウ．Our principal decided that he would oppose our class trip for some reason.

　エ．Our principal determined that he would postpone our class trip for some reason.

23. We were very tired, but our leader urged us to carry on.

　ア．Our leader pushed us to continue although we were very tired.

　イ．Our leader pushed us to move quickly although we were very tired.

　ウ．We were exhausted, but our leader urged us to gather.

　エ．We were exhausted, but our leader urged us to scatter.

24. We kept our fingers crossed that our teacher would forget about the test.

ア．We believed that our instructor would forget about the test.

イ．We expected that our instructor would forget about the test.

ウ．We hoped that our teacher would not remember about the test.

エ．We worried that our teacher would not remember about the test.

（次ページに続く）

V　次の(a)に示される意味を持ち，かつ(b)の英文の空所に入れるのに最も適した
　　語を，それぞれア～エから一つ選べ。

25.　(a) the soft parts of the body of an animal or person
　　　(b) Although some dinosaurs ate (　　　), most ate plants and
　　　　　vegetables.
　　　　　ア. fiber　　　　イ. flesh　　　ウ. soil　　　　エ. substance

26.　(a) a person who is trying to be elected
　　　(b) The lawyer was not interested in becoming a (　　　) for mayor
　　　　　of the city.
　　　　　ア. candidate　イ. defendant　ウ. premier　　エ. representative

27.　(a) to become healthy or well again
　　　(b) It took the man almost six months to (　　　) after he fell from
　　　　　a ladder.
　　　　　ア. heal　　　　イ. modify　　　ウ. repair　　　エ. sustain

28.　(a) to combine two or more things to form or create something
　　　(b) Many suggestions are needed to successfully (　　　) the plans.
　　　　　ア. derive　　　イ. integrate　ウ. prescribe　エ. undertake

29.　(a) refusing to change your ideas or to stop doing something
　　　(b) My mom says her brother was very (　　　) when he was
　　　　　younger.
　　　　　ア. diplomatic　イ. idealistic　ウ. stubborn　エ. theoretical

Ⅵ　次の［A］〜［D］の日本文に合うように，空所にそれぞれア〜カの適当な語句を入れ，英文を完成させよ。解答は番号で指定された空所に入れるもののみをマークせよ。

［A］　カレンは身体がとても小さいので，体に合うサイズの服を手に入れるために子供服を購入せざるを得ないことがよくある。

　　　Karen is so small that she often （　　　）（　30　）（　　　）（　31　）
　　　（　　　）（　　　） the right size.

　　　ア．buying　　　　　　　イ．children's clothes　　　ウ．has
　　　エ．to　　　　　　　　　オ．to get　　　　　　　　　カ．to resort

［B］　起業家はどのような経営戦略が自身の計画を順調に進めるのに役立つか分からなくなってしまうことがある。

　　　Entrepreneurs sometimes （　　　）（　32　）（　　　）（　33　）（　　　）
　　　（　　　） kind of management strategies can help their project
　　　smoothly advance.

　　　ア．as　　　　　　　　　イ．at a loss　　　　　　　ウ．find
　　　エ．themselves　　　　　オ．to　　　　　　　　　　カ．what

［C］　神戸に住んでいた叔母は1995年1月17日の朝に地震で揺り起こされた。

　　　My aunt who lived in Kobe （　　　）（　34　）（　35　）（　　　）
　　　（　　　）（　　　） the morning of January 17, 1995.

　　　ア．awake　　　　　　　イ．by　　　　　　　　　　ウ．on
　　　エ．shaken　　　　　　　オ．the earthquake　　　　カ．was

［D］　去年あの丘に立った時，まるで世界が私たちのためにあるように思えた。

　　　When we stood on that hill last year, it （　36　）（　　　）（　　　）
　　（　37　）（　　　）（　　　） us.

　　　　　ア．as　　　　　　　　　イ．belonged　　　　ウ．if

　　　　　エ．seemed　　　　　　　オ．the whole world　　カ．to

Ⅶ　次の英文を読み，あとの問いに答えよ。

In an article published in *The Lancet Neurology*, researchers projected that almost a third of the cases of Alzheimer's disease worldwide—9.6 million of them—could be prevented by things that are within most people's power to change: hypertension in middle age, diabetes, obesity, physical activity, depression, smoking and low education were all found to play a role.

Of these factors, heart health seems to be the most important. According to an estimate published in the journal *Hypertension*, if every middle-aged American with high blood pressure got properly treated for it, about 25% of dementia cases would be wiped out.

The link between the heart and the brain is logical when you think about it. "The brain is a sea of blood vessels," Dr. Majid Fotuhi says, and because neurons require a lot of oxygen to fire properly, the brain uses 20% of the blood pumped by the heart. "For that reason, anything that affects blood flow affects the brain." When people have hypertension, obesity or Type 2 diabetes, the blood vessels don't work as well, the flow isn't as good, and the neurons become thirsty for oxygen.

Because heart disease is the No. 1 killer of Americans, experts have focused their advice on heart health for the past 30 years, and today
(41)
the rates of death from heart disease and stroke have declined. Researchers are now beginning to see a link outside the lab between stronger hearts and healthier minds. One 2016 study in the *New England Journal of Medicine* dug into data from 5,205 people aged 60 and older who are part of the Framingham Heart Study, which has tracked dementia in its participants since 1975. Over the 30 years of data, the incidence of dementia in people with at least a high school

diploma fell by 44%.

"We think heart-disease risk factors have a big effect on brain health," says Kristine Yaffe of the University of California, San Francisco, a leading researcher on predictors of dementia. "Lifestyle factors are so important, even though they sound sort of soft and a lot of people therefore think they can't possibly be that effective. But I'm not so sure. They're not expensive, they don't have side effects, and they're good for the rest of the body too. So why wouldn't you make lifestyle changes?"

問1　本文の第1段落の内容に合うものとして最も適当なものを，ア～エから一つ選べ。(38)

　　ア．Health issues such as diabetes and obesity are related to Alzheimer's disease.

　　イ．Researchers are skeptical about the prevention of Alzheimer's disease.

　　ウ．So far, only a couple of factors related to Alzheimer's disease have been identified.

　　エ．There are 9.6 million people in total who have developed Alzheimer's disease in the world.

問2　本文の第2段落の内容に合うものとして最も適当なものを，ア〜エから一つ選べ。(39)

ア．Although a link between dementia and high blood pressure is suspected, a relationship between the two is far from established.

イ．For middle-aged Americans, proper treatment of high blood pressure would eliminate all but 25% of dementia cases.

ウ．The journal *Hypertension* reported that the majority of dementia cases in middle-aged Americans can be cured by appropriately treating high blood pressure.

エ．Through properly treating middle-aged Americans suffering from high blood pressure, instances of dementia could be eliminated.

問3　本文の第3段落の内容に<u>合わないもの</u>を，ア〜エから一つ選べ。(40)

ア．The activity of neurons is independent of how much oxygen is in the brain.

イ．The function of the brain is subject to how well the blood flows.

ウ．The heart pumps blood and the brain uses as much as one fifth of it.

エ．Type 2 diabetes can be a cause of a lack of oxygen to neurons.

問4　下線部(41)が指すものとして最も適当なものを，ア〜エから一つ選べ。

ア．elderly people living in the U.S.

イ．participants in the Framingham Heart Study

ウ．people with at least a high school diploma

エ．persons with some special knowledge

問5　本文の第4段落の内容に**合わないもの**を，ア〜エから一つ選べ。(42)

ア．Guidance on heart health helps to increase the number of patients with heart disease.

イ．Heart disease is known as the most common cause of death in the U.S.

ウ．Scholars are finding a connection between hearts and minds.

エ．The number of deaths from a certain heart condition has decreased in the past few decades.

問6　本文の第5段落の内容に合うものとして最も適当なものを，ア〜エから一つ選べ。(43)

ア．Due to their side effects, Kristine Yaffe thinks that lifestyle factors are important to consider.

イ．Kristine Yaffe believes that brain health has a unidirectional effect on the heart.

ウ．Kristine Yaffe says that lifestyle factors are underestimated with respect to their effect on dementia.

エ．Kristine Yaffe suggests that changing one's lifestyle costs a lot and should be avoided.

問7　本文の内容と合わないものを，ア～キから二つ選び，(44)と(45)に一つず
つマークせよ。ただし，マークする記号（ア，イ，ウ，...）の順序は問わない。

ア．A paper on the relation between Alzheimer's disease and some
lifestyle factors was published in *The Lancet Neurology*.

イ．Hypertension probably has no connection with brain health, as
the research shows.

ウ．Hypertension, obesity, and Type 2 diabetes are harmful to the
function of the blood vessels.

エ．If the movement and circulation of blood is good, neurons
receive insufficient oxygen.

オ．For the past three decades, professionals have centered their
guidance on the health of the heart.

カ．The frequency of dementia in people with at least a high school
diploma dropped by over 40 percent.

キ．According to Kristine Yaffe, lots of people consider changes in
their lifestyle to be rather ineffective in contributing to the health
of their brain.

（以 下 余 白）

化　学

問題

(60分)

11月21日試験

Ⅰ　次の文章(1)～(6)に関する空欄 ┃ 1 ┃ ～ ┃ 8 ┃ にあてはまる最も適切なものを，それぞれの**解答群**から選び，解答欄にマークせよ。ただし，同じものを何度選んでもよい。

(1)　同位体に関する記述について，正しいものはどれか。 ┃ 1 ┃

　　a　互いに同位体である原子は，陽子数が異なる。

　　b　互いに同位体である原子は，化学的性質がほとんど同じである。

　　c　それぞれの同位体の相対質量と存在比から求めた相対質量の平均値を原子量という。

(2)　典型元素の原子の記述として正しいものはどれか。 ┃ 2 ┃

　　a　Li，Na，K の原子を比べると，原子番号が大きくなるほど第一イオン化エネルギーが小さくなる。

　　b　B，N，O，F の原子半径を比べると，B 原子の原子半径が最も大きい。

　　c　第3周期の原子では，最外殻電子が M 殻にある。

(3)　ある有機化合物 0.025 mol を完全燃焼させたところ，1.1 g の二酸化炭素（分子量 44）と 0.90 g の水（分子量 18）のみが生成した。このような結果になる化合物はどれか。 ┃ 3 ┃

　　a　メタノール

　　b　アセトン

　　c　酢　酸

(4)　ヘリウム（原子量 4.00）と酸素（分子量 32.0）を体積比 1：1 で含む混合気体を標準状態で 2.24 L 集めた。この混合気体には　4　×10 5 個の分子が存在し，その混合気体の質量は　6　g であった。ただし，アボガドロ定数を 6.02×10²³ /mol とする。また，気体はすべて理想気体とみなし，気体分子 1.00 mol の体積は標準状態で 22.4 L とする。

(5)　質量パーセント濃度 10% の塩酸の密度は 1.05 g/cm³ であった。この塩酸のモル濃度は　7　mol/L と算出される。ただし，塩化水素のモル質量を 36.5 g/mol とする。

(6)　30℃の硫酸銅（Ⅱ）無水物（式量 160）の飽和水溶液 100 g を 0℃まで冷却したとき，硫酸銅（Ⅱ）五水和物（式量 250）のみが析出した。このとき析出した結晶は　8　g になる。ただし，硫酸銅（Ⅱ）無水物は水 100 g に，0℃で 14.0 g，30℃で 25.0 g 溶けるものとする。

　1　～　3　に対する解答群

① aのみ　　　　② bのみ　　　　③ cのみ　　　　④ aとbのみ

⑤ aとcのみ　　⑥ bとcのみ　　⑦ aとbとc　　⑧ 該当なし

　4　に対する解答群

① 1.12　② 1.20　③ 1.81　④ 2.24　⑤ 3.01　⑥ 6.02

　5　に対する解答群

① 21　② 22　③ 23　④ 24　⑤ 25

　6　に対する解答群

① 0.80　② 1.20　③ 1.60　④ 1.80　⑤ 2.00　⑥ 2.40

| 7 | に対する解答群 |

① 1.44　　② 1.92　　③ 2.44　　④ 2.88

⑤ 3.33　　⑥ 3.72　　⑦ 4.12　　⑧ 4.65

| 8 | に対する解答群 |

① 4.9　　② 7.8　　③ 9.9　　④ 12.6

⑤ 14.9　　⑥ 16.8　　⑦ 18.2　　⑧ 20.1

Ⅱ　電気分解と電池に関する文章(1)および(2)に関する空欄　9　～　19　にあてはまる最も適切なものを，それぞれの**解答群**から選び，解答欄にマークせよ。ただし，同じものを何度選んでもよい。原子量は H＝1.00，O＝16.0，S＝32.0，Cu＝64.0 とし，ファラデー定数は $F＝9.65×10^4$ C/mol とする。また，気体はすべて理想気体とみなし，気体分子 1.00 mol の体積は標準状態で 22.4 L とする。

(1)　水酸化ナトリウム水溶液（A），硝酸銀水溶液（B），塩化銅(Ⅱ)水溶液（C）および希硫酸（D）を，白金電極を用いて電気分解した。電子が 0.40 mol 流れたときの両極での反応について，以下のようになる溶液はどれか。

（ア）　陽極で 0.10 mol の気体が発生する。　9

（イ）　陽極で 0.20 mol の気体が発生する。　10

（ウ）　陽極で 0.20 mol の固体が析出する。　11

（エ）　陰極で 0.20 mol の気体が発生する。　12

（オ）　陰極で 0.20 mol の固体が析出する。　13

（カ）　陰極で 0.40 mol の固体が析出する。　14

(2) 図Ⅱに示すように水素を燃料とする燃料電池と質量100 gの銅板2枚を電極とする電気分解槽を接続した装置を用いて，0.500 mol/L硫酸銅（Ⅱ）水溶液1.00 Lの電気分解を行った。この装置の正極では ┃ 15 ┃，負極では ┃ 16 ┃ で表される変化が起こっている。また，$1.93×10^3$ Cの電気量を得るために消費される水素は，標準状態で ┃ 17 ┃ $×10^{\boxed{18}}$ Lである。この装置において，燃料電池で消費した水素の標準状態における体積〔L〕と銅電極Aの質量〔g〕の関係を示すグラフは ┃ 19 ┃ である。ただし，燃料電池において放出された電子は，すべて電気分解に使われるものとする。

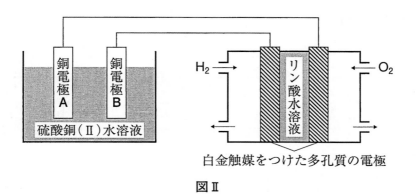

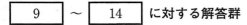

図Ⅱ

┃ 9 ┃ ～ ┃ 14 ┃ に対する解答群

① Aのみ　　　　　　② Bのみ　　　　　　③ Cのみ

④ Dのみ　　　　　　⑤ AとBのみ　　　　⑥ AとCのみ

⑦ AとDのみ　　　　⑧ BとCのみ　　　　⑨ BとDのみ

⓪ CとDのみ　　　　ⓐ AとBとCのみ　　ⓑ AとBとDのみ

ⓒ AとCとDのみ　　ⓓ BとCとDのみ　　ⓔ 4種すべて

ⓕ 該当なし

┃ 15 ┃ および ┃ 16 ┃ に対する解答群

① $H_2 \longrightarrow 2H^+ + 2e^-$　　　　　② $2H^+ + 2e^- \longrightarrow H_2$

③ $2H_2O \longrightarrow O_2 + 4H^+ + 4e^-$　　④ $2H_2O + 2e^- \longrightarrow H_2 + 2OH^-$

⑤ $O_2 + 4H^+ + 4e^- \longrightarrow 2H_2O$　　⑥ $4OH^- \longrightarrow 2H_2O + O_2 + 4e^-$

⑦ $Cu^{2+} + 2e^- \longrightarrow Cu$　　　　　⑧ $Cu \longrightarrow Cu^{2+} + 2e^-$

17 に対する解答群

① 1.00 ② 1.12 ③ 2.00 ④ 2.24

⑤ 4.00 ⑥ 4.48 ⑦ 5.00 ⑧ 5.60

18 に対する解答群

① 1 ② 2 ③ 3 ④ 0

⑤ － 1 ⑥ － 2 ⑦ － 3

19 に対する解答群

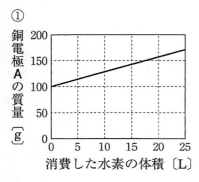
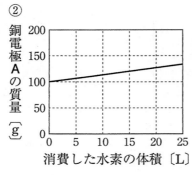
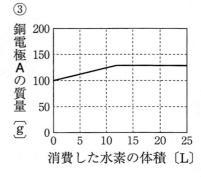
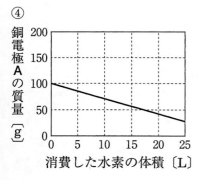
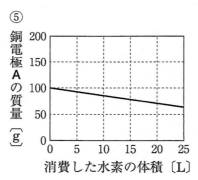
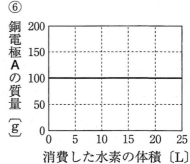

Ⅲ 　硫黄化合物に関する次の文章中の空欄 20 ～ 31 にあてはまる最も適切なものを，それぞれの**解答群**から選び，解答欄にマークせよ。ただし，同じものを何度選んでもよい。原子量は H＝1.00，O＝16.0，S＝32.0 とする。なお，濃度はすべて，質量パーセント濃度である。

　硫化水素や二酸化硫黄は，火山ガスや温泉水に含まれている有毒な気体である。実験室では，硫化水素は硫化鉄（Ⅱ）に 20 を加えると発生し， 21 置換で捕集する。硫化水素は水に少し溶け 22 性を示す。また，硫化水素がヨウ素と反応すると硫黄原子の酸化数は 23 から 24 に変化する。二酸化硫黄は (a)銅片に加熱した濃硫酸を作用させるか， (b)亜硫酸ナトリウムに希硫酸を加えることで発生させることができる。下線部（a）の反応と同じ原理の化学反応は 25 で，下線部（b）の反応と同じ原理の化学反応は 26 である。また，二酸化硫黄を硫化水素の水溶液に通じると，二酸化硫黄は 27 剤としてはたらき， 28 が生成する。

　一方，濃硫酸は，工業的に次のようにしてつくられている。まず，酸化バナジウム（Ⅴ）を触媒として，二酸化硫黄を空気中の酸素で酸化して三酸化硫黄に変化させる。次に，過剰の三酸化硫黄を濃硫酸に吸収させて発煙硫酸にする。その後，発煙硫酸を希硫酸で薄めて濃硫酸をつくる。したがって，73.0％の硫酸 200 g を，100％の濃硫酸に変えるためには，10.0％の三酸化硫黄を含む発煙硫酸が少なくとも 29 g 必要になる。

　濃硫酸は様々な性質を示す。例えば，吸湿性が強いので気体の乾燥剤として用いることができる。しかし， 30 の乾燥に用いることはできない。脱水作用も示し，スクロースに濃硫酸を加えると，スクロースは 31 する。

20 に対する**解答群**
① 希硫酸　　② 水酸化ナトリウム水溶液　　③ アンモニア水
④ 純 水　　⑤ 過酸化水素水

21 に対する**解答群**
① 下 方　　② 上 方　　③ 水 上

22 に対する解答群

① 強い酸　　　② 弱い酸　　　③ 中　　　④ 弱い塩基

⑤ 強い塩基

23 および 24 に対する解答群

①　+ 1　　　②　+ 2　　　③　+ 3　　　④　+ 4　　　⑤　0

⑥　− 1　　　⑦　− 2　　　⑧　− 3　　　⑨　− 4

25 および 26 に対する解答群

①　$CH_3COONa + HCl \longrightarrow CH_3COOH + NaCl$

②　$NaOH + HCl \longrightarrow NaCl + H_2O$

③　$H_2O_2 + 2KI + H_2SO_4 \longrightarrow 2H_2O + I_2 + K_2SO_4$

④　$HCl + NH_3 \longrightarrow NH_4Cl$

⑤　$Ag_2O + H_2O + 4NH_3 \longrightarrow 2[Ag(NH_3)_2]^+ + 2OH^-$

⑥　$BaCl_2 + Na_2SO_4 \longrightarrow BaSO_4 + 2NaCl$

27 に対する解答群

① 酸　化　　　② 還　元　　　③ 中　和　　　④ 緩　衝

28 に対する解答群

①　S と H_2O　　　　②　SO_3 と H_2O　　　　③　H_2SO_4 と H_2O

29 に対する解答群

①　1200　　　②　1600　　　③　1800　　　④　2400

⑤　2800　　　⑥　3200　　　⑦　3400　　　⑧　4200

30 に対する解答群

①　HCl　　　②　O_2　　　③　N_2　　　④　Cl_2　　　⑤　NH_3

31 に対する解答群

①　けん化　　②　酸　化　　③　炭　化　　④　重　合　　⑤　水　和

Ⅳ　アルコールに関する次の文章(1)および(2)中の空欄　32　～　43　にあてはまる最も適切なものを，それぞれの**解答群**から選び，解答欄にマークせよ。ただし，同じものを何度選んでもよい。原子量は，$H=1.0$，$C=12$，$O=16$とする。

(1)　アルコールを濃硫酸と加熱すると，反応温度に応じて異なる主生成物が得られる。例えば，エタノールと濃硫酸の混合物を160〜170℃で加熱すると，　32　反応が起こり　33　を生じるが，130〜140℃で加熱すると，　34　反応が起こり　35　を生じる。

(2)　ベンゼンの水素原子1個が置換された構造をもち，分子式が$C_9H_{12}O$で表されるアルコールA〜Eのうち，A，BおよびCは不斉炭素を分子中にもつ。アルコールCとアルコールDの脱水反応では，同一のアルケンのみが得られる。アルコールBの脱水反応を行うと，2種類のアルケンのみが得られ，これらは　36　異性体の関係にある。アルコールEの酸化では，化合物Fを経て，化合物Gが得られ，アルコールBの酸化では化合物Hが得られる。一方，酸化されにくいアルコールは　37　である。化合物A〜Hについて，ヨードホルム反応を示す化合物は　38　のみであり，銀鏡反応を示す化合物は　39　のみである。

　化合物Fは空気中でも徐々に酸化されて化合物Gに変化する。そこで，空気中で保存していた化合物Fが入っている試薬瓶X中に化合物Gがどのくらい生じているのか確認するため，滴定操作を行った。試薬瓶Xから試薬55 mgを正確に量り取り，10 mLのエタノールに溶解した。この溶液に対して　40　を用いて中和滴定したところ10 mLを要した。この結果から，購入直後に100％存在していた化合物Fのおよそ　41　％が化合物Gに変化していることが分かった。

　次に，試薬瓶X中の試薬から化合物Fのみを取り出すため，次の操作を行った。試薬瓶X中の試薬をジエチルエーテルに溶解して分液ろうとに移し，　42　を加えてよく振り混ぜ，静置し，　43　から純粋な化合物Fを得た。

　32　および　34　に対する**解答群**

①　付　加　　　　　　②　分子内脱水　　　　　③　縮　合

33 および 35 に対する解答群

① アセチレン　　　　② エタン　　　　　③ エチレン

④ ジエチルエーテル　⑤ スチレン　　　　⑥ ビニルアルコール

36 に対する解答群

① 鏡　像　　　　　② 幾　何　　　　　③ 構　造

37 に対する解答群

① Aのみ　　　② Cのみ　　　③ Dのみ　　　④ AとCのみ

⑤ AとDのみ　⑥ CとDのみ　⑦ AとCとD

38 および 39 に対する解答群

① A　　　② B　　　③ C　　　④ D　　　⑤ E

⑥ F　　　⑦ G　　　⑧ H　　　⑨ AとH　　　⓪ CとF

ⓐ DとF　　　ⓑ EとF　　　ⓒ AとBとH

ⓓ DとFとG　　　ⓔ EとFとG

40 に対する解答群

① 0.010 mol/L の水酸化ナトリウム水溶液

② 1.0 mol/L の水酸化ナトリウム水溶液

③ 0.010 mol/L の塩酸

④ 1.0 mol/L の塩酸

⑤ 0.010 mol/L の酢酸ナトリウム水溶液

⑥ 1.0 mol/L の酢酸ナトリウム水溶液

41 に対する解答群

① 12　　　② 15　　　③ 18　　　④ 20　　　⑤ 25

⑥ 27　　　⑦ 30　　　⑧ 35　　　⑨ 37

| 42 | に対する解答群

① 希塩酸
② 希硫酸
③ 炭酸水素ナトリウム水溶液
④ 塩化ナトリウム水溶液

| 43 | に対する解答群

① 上層のジエチルエーテル層
② 下層のジエチルエーテル層
③ 上層の水層
④ 下層の水層

英　語

解答　　　　　3年度

I

〔解答〕

[A] 1. エ　2. イ　3. ア

[B] 4. イ　5. エ　6. エ

〔出題者が求めたポイント〕

[A]　選択肢訳

1. ア．彼は卵とトーストとオレンジジュースが好きだと常々思っていた
   イ．ジョギングした後、お父さんが朝食を食べたとは思わなかった
   ウ．彼が台所を見て喜ぶとは思わない
   エ．おいしくするには牛乳とバターが必要だと思った

2. ア．そろそろ料理を始めた方がいい？
   イ．カウンターを見た？
   ウ．あなたがパンケーキを食べるのが好きだったらいいのに。
   エ．残念ですが、彼の分しかありません。

3. ア．テーブルを片づけて朝食の準備をしようか？
   イ．お父さんの好きな音楽をかけようか？
   ウ．食べる前にお皿を洗った方がいいですか？
   エ．朝食にみんなを呼んでもいいですか？

[B]　選択肢訳

4. ア．初めてだなんて信じられないわ。
   イ．あなたがラケットをちゃんと持てなかった頃のことを覚えてるわ。
   ウ．彼があなたにアドバイスしてくれるかどうか聞いたほうがいいかもね。
   エ．お父さんと毎日練習することが、あなたをとても助けてくれたのね。

5. ア．彼はどのくらいレッスンに通っているの？
   イ．彼が練習していると、集中するのは難しいですか？
   ウ．彼はいつピアノのレッスンを教え始めたのですか？
   エ．彼は腕がいいのかしら？

6. ア．誰も折り鶴の折り方を知らないと思ってた。
   イ．ネットでそんなことをする人を見たことがない。
   ウ．月に1度、地域の公民館で授業がある。
   エ．ネットには何百もあるはずだよ。

〔全訳〕

[A]

A：おはよう。何かおいしそうなにおいがするね。何を作ってるの？

B：お父さんの誕生日に、乳製品を使わないパンケーキを作ってるの。

A：本当？　パンケーキ大好き！　[1]おいしくするには牛乳とバターが必要だと思ってた。

B：必ずしもそうじゃないのよ。今回はどちらも使わないようにしたかったの。

A：お父さんはいつも腹ペコで帰ってくるから、たくさん作ったほうがいいよ。

B：[2]カウンターを見た？　もう2つの山を作ったわ。

A：すごい！　家族全員に十分みたいね。少しもらっていい？

B：もちろんいいけど、お父さんが戻るまで待ってね。一緒に食べたいの。

A：何か助けたいけど。[3]テーブルを片づけて朝食の準備をしようか？

B：それは助かるわ。まず先にテーブルを拭いてね。

A：彼のお気に入りのマグカップも出しとくね。他の部屋から大皿も持ってくるよ。

B：ありがとう。私はこのパンケーキを作り終えるわ。

[B]

A：ナイスショット！　テニスの練習は続けているの？

B：そうでもないけど、最近父からいくつかアドバイスをもらったんだ。

A：うん、結構よくなったわね。[4]あなたがラケットをちゃんと持てなかった頃のことを覚えてるわ。

B：ありがとう！　ネットでやり方の動画もいくつか見たんだ。

A：最近は動画を見て何でも学べるようになってきてるわ。

B：ホントだよね。父もそうやってピアノの弾き方を独学してるよ。

A：ホント？　[5]彼は腕がいいのかしら？

B：そうね、6ヵ月しかやってないけど、何でも弾けるよ。

A：折り紙を作る動画はあるかしら？　学んでみたいの。

B：何言ってるんだよ。[6]ネットには何百もあるはずだよ。

A：それはすごいわ。家で作り方を学びたいと思ってたの。

B：そう、いつか試して、どうやるのかを教えてね。

II

〔解答〕

7. オ　8. ク　9. カ

10. ウ　11. キ　12. イ

〔全訳〕

　20世紀初頭、「プレイヤーピアノ」と呼ばれる自動演奏ピアノを見て、音楽愛好家たちは驚嘆した。今では、ロボット工学の(7)進歩により、私たちはロボットピアニストの演奏を楽しむことができるようになった。

ロボットピアニストには、人間のピアニストよりも多くの形と(8)サイズがある。アルペジオという名のロボットピアニストは、ハイテクピアノの長椅子に似ている。指をピアノの上に(9)置くと、彼はキーボードの全体を覆う。彼の88本の長方形の金属製の指は、いかなる(10)音符も届かないものはないことを意味する。

アルペジオは偉大な演奏家のピアノ演奏を(11)再現する。誰が演奏しているかが見えなければ、人間かロボットのどちらが演奏しているのか、聞き分けることはできないだろう。

別のロボットピアニスト、テオトロニカは、より人間型ロボットに近づけるために顔を持っている。ビデオカメラの目で観客と(12)交流することができ、表情を作ることができる。彼はどんな言語でも、話したり歌ったりすることができるのだ！

テオトロニカの手と人間の手には大きな違いがある。最初のテオトロニカは19本の指を持っていた。今、彼は53本の指を持つ！　当然のことながら、彼はどんな人間のピアニストよりも速く演奏できる。

Ⅲ

〔解答〕
13. ウ　14. イ　15. ウ　16. ウ
17. エ　18. イ　19. ア　20. エ

〔出題者が求めたポイント〕
13. send back「返送する」。send me back my webcam の語順になる。send my webcam back to me の方が一般的。
14. there is an election this year が、前置詞 of の後ろで there being an election this year と動名詞になった形。
15.「前文の内容」が「あなたにとって驚くべきこと」なので、surprising が正解。
16.「～の後」は～ later で表現できる。例えば、「3日後」は、three days later となる。
17. in the 1990s「1990年代」は過去のことなので、過去形の worked が正解。
18. all the items を後ろから修飾する過去分詞の left が正解。
19. not everyone は部分否定で、「すべての人が～というわけではない」。
20. who has been stealing our flowers を略した who が正解。

〔問題文訳〕
13. 弟と遠隔通信をするために、私のウェブカメラを返送してください。
14. 私の同僚は、今年の選挙の可能性について繰り返し質問した。
15. 私はジェームスとは結婚したくない。あなたは驚くかもしれないけど。
16. マイナーリーグで15勝を挙げた後、彼はメジャーリーグでデビューした。

17. ピーター・ワードは、1990年代父のもとで働いていたが、現在はギリシャに住んでいる。
18. 遺失物取扱所では、車内に残っていたものをすべて販売するセールを行っている。
19. 教授は常々、誰でも詩人になれるわけではないと私たちに語る。
20. 誰かが私たちの花を盗んでいますが、それが誰であるか私は知らない。

Ⅳ

〔解答〕
21. イ　22. イ　23. ア　24. ウ

〔出題者が求めたポイント〕
選択肢訳
21.「その少女が父親に似ているのは明らかだった」
　ア．その少女が父親と違うのはすぐにわかった。
　イ．その少女が父親に似ているのはすぐにわかった。
　ウ．その少女が父親に付き添っているのは明らかだった。
　エ．その少女が父親から独立しているのは明らかだった。
22.「どういうわけか校長は私たちのクラス旅行に同行することにした」
　ア．どういうわけか校長は私たちのクラス旅行を調整することにした。
　イ．どういうわけか校長は私たちのクラス旅行に加わることに決めた。
　ウ．校長はどういうわけかクラス旅行に反対することにした。
　エ．校長はどういうわけか私たちのクラス旅行を延期することにした。
23.「私たちはとても疲れていたが、リーダーは私たちに続けるよう促した」
　ア．私たちはとても疲れていたが、リーダーは私たちに続けるよう促した。
　イ．私たちはとても疲れていたが、リーダーは私たちに急いで動くよう促した。
　ウ．私たちはへとへとに疲れていたが、リーダーは私たちに集まるよう促した。
　エ．私たちはへとへとに疲れていたが、リーダーは私たちに散り散りになるよう促した。
24.「私たちは先生が試験のことを忘れることを祈った」
　ア．私たちは先生が試験のことを忘れると信じていた。
　イ．私たちは先生が試験のことを忘れると思っていた。
　ウ．私たちは先生が試験のことを覚えていないことを願った。
　エ．私たちは先生が試験のことを覚えていないのではないかと心配した。

Ⅴ

〔解答〕

25. イ　26. ア　27. ア　28. イ　29. ウ

〔出題者が求めたポイント〕

25. fiber「繊維」。flesh「肉」。soil「土壌」。
    substance「実質」。
26. candidate「候補者」。defendant「被告」。
    premier「首相」。representative「代表者」。
27. heal「治癒する」。modify「修正する」。
    repair「修理する」。sustain「維持する」。
28. derive「由来する」。integrate「統合する」。
    prescribe「処方する」。undertake「引き受ける」。
29. diplomatic「外交の」。idealistic「理想主義の」。
    stubborn「頑固な」。theoretical「理論的な」。

〔問題文訳〕

25. (a)　動物や人の体の柔らかい部分
    (b)　一部の恐竜は肉を食べたが、多くの恐竜は植物や野菜を食べた。
26. (a)　選出されようとする人
    (b)　その弁護士は市長候補になることに興味がなかった。
27. (a)　再び健康に、または調子がよくなる
    (b)　その男ははしごから転落して、治癒するのに半年近くかかった。
28. (a)　二つ以上のものをまとめて何かを作る
    (b)　計画をうまく統合するには多くの提案が必要だ。
29. (a)　考えを変えるのを拒否すること、または何かをやめるのを拒否すること
    (b)　私の母は、弟は若い頃とても頑固だったと言う。

Ⅵ

〔解答〕

［A］　30. カ　31. ア
［B］　32. エ　33. ア
［C］　34. エ　35. ア
［D］　36. エ　37. オ

〔出題者が求めたポイント〕

正解の英文

［A］　Karen is so small that she often (has) (to resort) (to) (buying) (children's clothes) (to get) the right size.
［B］　Entrepreneurs sometimes (find) (themselves) (at a loss) (as) (to) (what) kind of ～ .
［C］　My aunt who lived in Kobe (was) (shaken) (awake) (by) (the earthquake) (on) the morning of January 17, 1995.
［D］　When we stood on that hill last year, it (seemed) (as) (if) (the whole world) (belonged) (to) us.

Ⅶ

〔解答〕

問1　ア　問2　エ　問3　ア　問4　エ
問5　ア　問6　ウ　問7　イ、エ

〔出題者が求めたポイント〕

選択肢訳

問1　ア．糖尿病や肥満などの健康問題はアルツハイマー病と関係がある。←第1段落第2文に一致
　　イ．研究者たちはアルツハイマー病の予防に懐疑的だ。
　　ウ．これまでのところ、アルツハイマー病に関連する2、3の因子だけが特定されている。
　　エ．世界でアルツハイマー病を発症した人は合計960万人いる。
問2　ア．認知症と高血圧の関連が疑われているが、両者の関係は確立されていない。
　　イ．中年のアメリカ人にとって、高血圧を適切に治療すれば、認知症の25%を除くすべてが撲滅できるだろう。
　　ウ．『Hypertension』誌によると、中年アメリカ人の認知症患者の大多数は、高血圧を適切に治療することで治癒できるという。
　　エ．高血圧に苦しむ中年アメリカ人を適切に治療することで、認知症の一部症例は撲滅できるだろう。←第2段落第2文に一致
問3　ア．ニューロンの活動は脳内の酸素量に依存しない。←「依存しない」ではなく「依存する」
　　イ．脳の機能は、血液がどれほどよく流れるかに左右される。
　　ウ．心臓は血液を送り出し、脳はその5分の1もの量を使用する。
　　エ．2型糖尿病は、ニューロンの酸素不足の原因になることがある。
問4　ア．米国在住の高齢者
　　イ．フレイミンガム心臓調査の参加者
　　ウ．少なくとも高校の卒業証書を持つ人々
　　エ．特別な知識を持つ人　←　下線部(41)が指すものは expert
問5　ア．心臓の健康に関する指導は、心臓病患者の数を増やすのに役立つ。←「増やす」ではなく「減らす」
　　イ．心臓病は米国で最も多い死因として知られている。
　　ウ．学者たちは心臓と精神の関連性を見出しつつある。
　　エ．特定の心臓疾患による死亡者数は過去数十年で減少している。
問6　ア．その副作用ゆえに、Kristine Yaffe は生活習慣の要因を考慮することが重要だと考えている。
　　イ．Kristine Yaffe は、脳の健康は心臓に一方向的な影響を及ぼすと考えている。
　　ウ．生活習慣の要因は、認知症への影響に関して過

小評価されている、と Kristine Yaffe は語る。
← 第 5 段落第 2 文に一致
　エ．Kristine Yaffe は、生活習慣を変えるにはお金がかかり、避けるべきだと言う。
問 7 ア．アルツハイマー病と複数の生活習慣因子との関係に関する論文が『Lancet Neurology』誌に発表された。
　イ．研究が示しているように、高血圧は脳の健康とはおそらく何の関係もない。←「関係がない」ではなく「関係がある」
　ウ．高血圧、肥満、2 型糖尿病は血管の機能に有害である。
　エ．血液の動きや循環が良ければ、ニューロンは十分な酸素を得られない。←「得られない」ではなく「得られる」
　オ．過去 30 年間、専門家は心臓の健康に関する指導を中心にしてきた。
　カ．高卒以上の人の認知症の頻度は 40% 以上減少した。
　キ．Kristine Yaffe によると、多くの人が自分の生活習慣の変化は、脳の健康への貢献度において、あまり効果がないと考えている。

〔全訳〕
　『The Lancet Neurology』誌に掲載された論文で、研究者らは、世界中のアルツハイマー病の症例のほぼ 3 分の 1（960 万症例）は、たいていの人が自分で変えられる範囲内のものによって予防できると予想した。中年期の高血圧、糖尿病、肥満、身体活動、うつ病、喫煙、教育水準の低さなど、あらゆることが、一定の役割を果たしていることが明らかになったのだ。
　これらの要因の中で、心臓の健康が最も重要であるようだ。『Hypertension』誌に発表された試算によると、米国の中年の高血圧患者が適切な治療を受ければ、認知症患者の約 25% が一掃されるという。
　考えてみると、心臓と脳のつながりは論理的なものだ。「脳は血管の海だ」と Majid Fotuhi 博士は言う。また、ニューロンが適切に発火するには大量の酸素が必要であるため、脳は心臓が送り出す血液の 20% を消費する。高血圧や肥満、2 型糖尿病になると、血管の働きが悪くなって血流が悪化し、ニューロンは酸素を渇望するようになる。
　心臓病はアメリカ人の死因の第一位であるため、過去 30 年間、専門家は心臓の健康状態にそのアドバイスを集中してきた。今日、心臓病と脳卒中による死亡率は低下している。研究者たちは今、研究室の外で、より強い心臓とより健康な精神の間に関連があることに気づき始めている。2016 年に『New England Journal of Medicine』誌に掲載されたある研究では、フレイミンガム心臓調査（米マサチューセッツ州フレイミンガムで継続されている虚血性心疾患の追跡疫学調査研究）に参加している 60 歳以上の 5,205 人のデータが精査された。フレイミンガム心臓調査は 1975 年から参加者の認知症を追跡しており、30 年間のデータでは、高卒以上の人の認知症発生率が 44% 低下した。
　「私たちは、心臓病の危険因子が脳の健康に大きな影響を与えると考えています」と、カリフォルニア大学サンフランシスコ校で認知症の予測因子に関する主要研究者である Kristine Yaffe は言う。「生活習慣の要因はとても重要です。でも、ちょっと安易に聞こえるので、多くの人は、それほど影響はないと考えています。しかし、そんなことはないと思います。費用もかからず、副作用もなく、体の他の部分にも良いのです。だとしたら、どうして生活習慣を変えないのでしょうか？」

化　学

解答

3年度

I

〔解答〕

(1) $\boxed{1}$　⑥

(2) $\boxed{2}$　⑦

(3) $\boxed{3}$　①

(4) $\boxed{4}$　⑥　　$\boxed{5}$　②　　$\boxed{6}$　④

(5) $\boxed{7}$　④

(6) $\boxed{8}$　⑤

〔出題者が求めたポイント〕

同位体，周期表，イオン化エネルギー，化学反応式の量的関係，物質量，モル濃度と質量パーセント濃度，固体の溶解度

〔解答のプロセス〕

(1) a（誤）　原子番号が同じ原子で，中性子の数が異なるため質量数の異なる原子を，同位体という。

　　b（正）　同位体は質量が異なるが，その化学的性質はほぼ同じである。

(2) a（正）　原子から最外殻電子1個を取り去って，1価の陽イオンにするのに必要なエネルギーをイオン化エネルギーという。原子番号が小さい原子ほど最外殻が原子核に近いため，電子を取るのに必要なエネルギーも大きくなる。

　　b（正）　原子番号が小さいほど，陽子と電子の静電気的な引力が小さくなり，原子半径は大きくなる。

(3)　二酸化炭素 $\dfrac{1.1}{44} = 0.025$ mol，水 $\dfrac{0.90}{18} = 0.05$ mol なので，有機化合物：二酸化炭素：水 $= 1:1:2$ となる化合物を選ぶ。a は CH_3OH，b は CH_3COCH_3，c は CH_3COOH なので a のみが該当する。

(4)　0 ℃，1.01×10^5 Pa（標準状態）で 2.24 L の気体は0.10 mol であるので，ヘリウム 0.05 mol，酸素 0.05 mol である。混合気体の分子の数は

$$0.10 \times 6.02 \times 10^{23} = 6.02 \times 10^{22} \text{ 個}$$

混合気体の質量は，　$4.00 \times 0.05 + 32.0 \times 0.05 = 1.80$ g

(5)　水溶液 1 L（$= 1000$ cm³）あたりの質量は，

$$1000 \times 1.05 \text{ g/cm}^3 = 1050 \text{ g}$$

この中に含まれる溶質の HCl の質量は，

$$1050 \times \dfrac{10}{100} = 105 \text{ g}$$

HCl のモル質量は 36.5 g/mol なので，物質量は，

$$\dfrac{105}{36.5} = 2.88 \text{ mol}$$

よって，求めるモル濃度は，

$$\dfrac{2.88}{1} = 2.88 \text{ mol/L}$$

(6)　飽和水溶液 100 g 中の溶質（$CuSO_4$）の質量は，

$$100 \times \dfrac{25.0}{100 + 25.0} = 20 \text{ g}　含まれる。0 ℃まで冷却し$$

たときに $CuSO_4 \cdot 5H_2O$ が x〔g〕析出したとする。このうち，溶質部分が $\dfrac{160}{250}x$〔g〕，溶媒部分が $\dfrac{90}{250}x$〔g〕なので，

溶質 $CuSO_4$	$20 - \dfrac{160}{250}x$	14.0
溶媒 H_2O	$100 - 20 - \dfrac{90}{250}x$	100
水溶液	$100 - x$	114.0

このうち，2つに注目して，比の式をたてる（溶質と水溶液に注目した）。

$$\dfrac{溶質}{水溶液} = \dfrac{20 - \dfrac{160}{250}x}{100 - x} = \dfrac{14.0}{114.0}$$

$$x = 14.93 \text{ g}$$

II

〔解答〕

(1) $\boxed{9}$　ⓑ　　$\boxed{10}$　③　　$\boxed{11}$　ⓕ

　　$\boxed{12}$　⑦　　$\boxed{13}$　③　　$\boxed{14}$　②

(2) $\boxed{15}$　⑤　　$\boxed{16}$　①

　　$\boxed{17}$　④　　$\boxed{18}$　⑤

　　$\boxed{19}$　④

〔出題者が求めたポイント〕

電気分解，燃料電池，電気分解の法則

〔解答のプロセス〕

(1)　それぞれの水溶液を電気分解したときの反応式は次のとおりである。

　（A：NaOH）　〔陽極〕　$4OH^- \longrightarrow O_2 + 2H_2O + 4e^-$

　　　　　　　　〔陰極〕　$2H_2O + 2e^- \longrightarrow H_2 + 2OH^-$

　（B：$AgNO_3$）　〔陽極〕　$2H_2O \longrightarrow O_2 + 4H^+ + 4e^-$

　　　　　　　　〔陰極〕　$Ag^+ + e^- \longrightarrow Ag$

　（C：$CuCl_2$）　〔陽極〕　$2Cl^- \longrightarrow Cl_2 + 2e^-$

　　　　　　　　〔陰極〕　$Cu^{2+} + 2e^- \longrightarrow Cu$

　（D：H_2SO_4）　〔陽極〕　$2H_2O \longrightarrow O_2 + 4H^+ + 4e^-$

　　　　　　　　〔陰極〕　$2H^+ + 2e^- \longrightarrow H_2$

　㋐　e^- と気体の係数の比が 4：1 のものを選ぶ。

　㋑　e^- と気体の係数の比が 2：1 のものを選ぶ。

　㋒　陽極で固体が発生するものはない。

　㋓　e^- と気体の係数の比が 2：1 のものを選ぶ。

　㋔　e^- と固体の係数の比が 2：1 のものを選ぶ。

　㋕　e^- と固体の係数の比が 1：1 のものを選ぶ。

(2)　燃料電池の反応式は次のとおりである。

　　〔負極〕　$H_2 \longrightarrow 2H^+ + 2e^-$

　　〔正極〕　$O_2 + 4H^+ + 4e^- \longrightarrow 2H_2O$

　$\boxed{17}$，$\boxed{18}$

　燃料電池で 1.93×10^5 C の電気量を得るときに移動する e^- の物質量は，

$$\frac{1.93 \times 10^3}{9.65 \times 10^4} = 0.02\,\text{mol}$$

よって，このとき消費される H_2 は $0\,℃$，
$1.01 \times 10^5\,\text{Pa}$（標準状態）で，

$$0.02 \times \frac{1}{2} \times 22.4 = 0.224\,\text{L}$$

19 銅電極Aは正極とつながっているので陽極である。

$$Cu \longrightarrow Cu^{2+} + 2e^-$$

の反応が起こる。よって，
$2\,\text{mol}$ の e^- が移動すると，$1\,\text{mol}$ の H_2 が消費されて，
$1\,\text{mol}$ の Cu が溶解する。つまり，$22.4\,\text{L}$ の H_2 が消費されると，$64.0\,\text{g}$ の Cu が溶解するグラフを選ぶ。

Ⅲ
〔解答〕

20	①
21	①
22	②
23	⑦
24	⑤
25	③
26	①
27	①
28	①
29	④
30	⑤
31	③

〔出題者が求めたポイント〕
硫黄の化合物の製法，酸化還元反応，硫酸の性質

〔解答のプロセス〕

20　$FeS + H_2SO_4 \longrightarrow FeSO_4 + H_2S$

23 , 24 　H_2S は S のなかで最も低い酸化数であり，-2 をとる。H_2S が還元剤としてはたらくと S になる。

25 　(a)の反応は，

$$Cu + 2H_2SO_4 \longrightarrow CuSO_4 + 2H_2O + SO_2$$

で酸化還元反応である。

26 　(b)の反応は，

$$Na_2SO_3 + H_2SO_4 \longrightarrow Na_2SO_4 + H_2O + SO_2$$

で弱酸の遊離反応である。

27 , 28 　SO_2 は酸化剤にも還元剤にもなり得るが，H_2S は還元剤してしかはたらかないため，SO_2 は酸化剤としてはたらく。

$$2H_2S + SO_2 \longrightarrow 3S + 2H_2O$$

29 　$SO_3 + H_2O \longrightarrow H_2SO_4$

より，$1\,\text{mol}$ の SO_3 と H_2O から $1\,\text{mol}$ の H_2SO_4 が得られる。必要な SO_3 を含む発煙硫酸の質量を $x\,\text{〔g〕}$ とすると，SO_3 の物質量 ＝ H_2O の物質量 ＝ H_2SO_4 の物

質量は $\dfrac{x \times \frac{10}{100}}{80.0}$ 〔mol〕

73.0 の硫酸 $200\,\text{g}$ に SO_3 を含む発煙硫酸を加えて 100% の濃硫酸をつくるので

$$\frac{溶質}{水溶液} = \frac{146 + \frac{x \times \frac{10}{100}}{80.0} \times 98.0}{200 + \frac{x \times \frac{10}{100}}{80.0} \times 98.0 - \frac{x \times \frac{10}{100}}{80.0} \times 18.0}$$

水溶液の質量では，反応に必要な H_2O の質量をひくことに注意する。

$$x = 2400\,\text{g}$$

30 　濃硫酸は，中性や酸性気体の乾燥剤に用いられる。

Ⅳ
〔解答〕

(1)	32	②	
	33	③	
	34	③	
	35	④	
(2)	36	②	
	37	③	
	38	①	
	39	⑥	
	40	①	
	41	⑤	
	42	③	
	43	①	

〔出題者が求めたポイント〕
エタノールの脱水反応，有機化合物の構造決定，中和滴定，有機化合物の分離

〔解答のプロセス〕

(1)　温度によって次の反応が起きる。

$130\,℃ \sim 140\,℃$ で濃硫酸を加えた場合，分子間で H_2O がとれるので分子間脱水反応ということもある。

(2)　ベンゼンの水素原子1個が置換された $C_9H_{12}O$ のアルコールは次のものがある（＊は不斉炭素原子）。

化合物E

化合物 A

脱水反応 →

（シス−トランスあり）

化合物 B

脱水反応 →

（シス−トランスあり）

化合物 C

脱水反応 →

化合物 D

脱水反応 →

化合物 E

酸化 → 化合物 F

酸化 →

化合物 G

化合物 B

酸化 →

化合物 H

36　化合物 B を脱水反応することで得られるアルケンは $\overset{Ⓐ}{\underset{Ⓑ}{}}C=C\overset{Ⓒ}{\underset{Ⓓ}{}}$ において Ⓐ≠Ⓑ かつ Ⓒ≠Ⓓ なので，シス−トランス異性体（幾何異性体）となる。

37　酸化されにくいアルコールは第三級アルコールであるので，化合物 D を選ぶ。

38　ヨードホルム反応が起こる化合物は次の構造をもつ化合物である。

$$H-\overset{H}{\underset{H}{C}}-\overset{O}{\overset{\|}{C}}-R \qquad H-\overset{H}{\underset{H}{C}}-\overset{OH}{\underset{H}{C}}-R$$

R：アルキル基 or H

よって，化合物 A を選ぶ。

39　銀鏡反応を示すのはアルデヒド基（ホルミル基）をもつ化合物である。よって，化合物 F を選ぶ。

40　カルボン酸を中和滴定するので，塩基を用いる必要がある。化合物 G のモル質量は 150 g/mol なので，

0.010 mol/L の NaOH を用いた場合化合物 G の質量は，

$$0.010 \times \frac{10}{1000} \times 1 \times 150 = 0.015\,g = 15\,mg$$

1.0 mol/L の NaOH を用いた場合化合物 G の質量は，

$$1.0 \times \frac{10}{1000} \times 1 \times 150 = 1.5\,g = 1500\,mg$$

1.0 mol/L の場合，X の質量 55 mg よりも大きくなっているので，不適である。

41　化合物 F のモル質量は 134 g/mol なので

$$\frac{\dfrac{15 \times 10^{-3}}{150}}{\dfrac{55 \times 10^{-3}}{134}} \times 100 = 24.3\%$$

42 , 43　アルデヒドとカルボン酸の分離なので，カルボン酸を塩の状態にし，水層へ移動させれば分離できる。酸の強さは，「硫酸・塩酸・スルホン酸＞カルボン酸＞炭酸＞フェノール類」なので，炭酸水素ナトリウムを加えるとカルボン酸が塩になる。また，ジエチルエーテルは水よりも密度は小さいため上層となる。

令和2年度

問 題 と 解 答

英 語

問題
(60分)

2年度

11月16日試験

Ⅰ 次の対話文の空所に入れるのに最も適当なものを，それぞれア〜エから一つ選べ。

〔A〕

A: Good evening, can I help you?

B: Yes, I'd like two tickets for the new action film, *Preston in Flames*, please.

A: The only seats we have now are for the 11 p.m. show. _____1_____

B: I don't want to wait to see it. I'll have two tickets for the late show, please.

A: No problem, sir. Where would you like to sit?

B: I have really bad eyesight. _____2_____

A: Yes, we have two seats in row C, three rows from the front.

B: That sounds perfect. Is it OK to buy snacks and bring them into the movie?

A: Yes, of course. Please use our food counter in the entrance hall.

B: _____3_____

A: It's just drinks and popcorn. It's always busy, so get there early.

B: Thanks. Popcorn sounds great.

1. ア. But there are lots of tickets available tomorrow.
   イ. But there are other movies playing at the same time.
   ウ. You might have to wait in the lobby until it starts.
   エ. You should come back before you eat dinner.

2. ア. Can I choose where I sit in the theater?
   イ. Can I get seats just behind the third row please?
   ウ. Do you have any seats near the screen?
   エ. Will I be comfortable sitting in the very front row?

3. ア. But can I get something to drink there?
   イ. But what about food from the supermarket?
   ウ. Is there a drink vending machine?
   エ. Is there a good selection?

〔B〕

A：Pat, you look really busy. Where are you heading?

B：I'm going to the hardware store to get some paint.

A：Yeah. I remember you said you were going to paint your living room.

B：Yeah, but _____4_____ .

A：Unless you really want to make a change, I suggest keeping the same one you have now.

B：It's OK, but it's pretty dark, though. Don't you think so?

A：I guess so. _____5_____

B：I was thinking about that, but I'm afraid it'll get dirty fast.

A：That can be a problem. But, new paints today are washable.

B：_____6_____ And a new color will be a nice change, won't it?

A：Well, it will certainly make the room look larger and brighter.

4．ア．I can't decide on the color

　　イ．I don't have much time

　　ウ．I don't want to spend too much

　　エ．I've never painted a room before

5．ア．How about having someone paint it for you?

　　イ．In that case, why not choose white, instead?

　　ウ．Well then, how about keeping the original color?

　　エ．Would you rather have more time to think about it?

6．ア．That makes a darker one best.

　　イ．That may be a lot of work.

　　ウ．That's a big improvement.

　　エ．That's my biggest concern.

Ⅱ　次の英文の空所に入れるのに最も適当な語を，ア～クから選べ。ただし，同じものを繰り返し用いてはならない。

In 1805, Muhammad Ali, an Albanian-born Turkish army officer, became ruler of Egypt. He expanded Egypt's power up the Nile by controlling the river. He built a strong army and （　7　） the Sudan. In addition, he wanted to make his country a modern state, and asked the Europeans for help. After his death, Egypt's rulers continued Ali's plans, but they were not as （　8　）. The British soon took control of the Suez Canal, which （　9　） the Mediterranean and Red seas. By 1882, the British had taken control of all Egypt.

In 1922, Egypt gained limited （　10　）. The British agreed to leave the country by 1936 except the canal area, but World War Ⅱ （　11　） them to stay longer. Egyptians were （　12　） of foreign control and wanted to be rid of it. Most Egyptians thought King Farouk, leader of the time, to be part of the problem. In 1952, the government was overthrown by a group of army officers led by Gamal Abdel Nasser. Nasser became the first Egyptian to rule Egypt after more than one thousand years of foreign control.

ア．attitude　　　イ．caused　　　ウ．conquered　　　エ．ignorant
オ．independence　カ．linked　　　キ．successful　　　ク．tired

Ⅲ　次の各英文の空所に入れるのに最も適当な語句を，ア〜エから一つ選べ。

13. Jim thought there was some cake in the refrigerator, but there was
    (　　　).
    ア. neither　　　イ. never　　　ウ. no　　　エ. none

14. This computer is (　　　) superior to the one I used to have.
    ア. better　　　イ. far　　　ウ. further　　　エ. too

15. The captain said all passengers had to stay in their seats with their
    seat belts (　　　) until the plane got out of air turbulence.
    ア. fasten　　　イ. fastened　　　ウ. fastening　　　エ. to fasten

16. We should never stop trying to do our best, (　　　) difficult the
    situation is.
    ア. although　　　　　　　イ. even if
    ウ. no matter how　　　　エ. whatever

17. The private detective suggested that the man (　　　) investigated by
    the police.
    ア. be　　　イ. been　　　ウ. being　　　エ. to be

18. Strange (　　　) it may sound, Bill likes studying rather than playing
    with friends.
    ア. as　　　イ. despite　　　ウ. how　　　エ. if

19. According to the class survey, Tom is (　　　) of the two teachers for that course.

　ア．as popular　　　　　　　　イ．most popular

　ウ．popular　　　　　　　　　　エ．the more popular

20. The summer sale began at the end of last month, and (　　　) to continue until next Sunday.

　ア．had expected　　　　　　　イ．has been expected

　ウ．is expected　　　　　　　　エ．will expect

（次ページに続く）

Ⅳ　次の各英文の意味に最も近いものを，ア〜エから一つ選べ。

21. Joe is living in the city, but longs for life in the country.

　ア．Although Joe is living in the city, he must wait until he can move to the country.

　イ．Although Joe lives in the city, he lived in the country for a while.

　ウ．Despite living in the country for some of the time, Joe also lives in the city.

　エ．Joe really wants to live in the country, even though he lives in the city.

22. Eri knows better than to call Kim after 9 p.m. on weekdays.

　ア．Eri believes that Kim prefers to be contacted after 9 p.m. on weekdays.

　イ．Eri realizes that it is not a bad idea to phone Kim after 9 p.m. on weekdays.

　ウ．Eri thinks it is important to contact Kim after 9 p.m. on weekdays.

　エ．Eri understands that she should not phone Kim after 9 p.m. on weekdays.

23. Taro is considering taking up painting in his retirement.

　ア．Once Taro retires, he is thinking about collecting paintings.

　イ．Once Taro's career ends, he intends to continue painting.

　ウ．Taro wants to start painting when he retires from his job.

　エ．Taro would like to sell paintings when he retires from his job.

24. By way of a conclusion to her speech, Ann talked about a personal experience.

ア．Aside from Ann's conclusion to her speech, she discussed a personal experience.

イ．In order to conclude her speech, Ann spoke about a personal experience.

ウ．Instead of concluding her speech, Ann spoke about a personal experience.

エ．Shortly before Ann's conclusion to her speech, she discussed a personal experience.

（次ページに続く）

V　次の（a）に示される意味を持ち，かつ（b）の英文の空所に入れるのに最も適した語を，それぞれア～エから一つ選べ。

25. （a）with the capacity to develop or happen in the future
   （b）The new drug will （　　　） help millions who suffer from heart disease.
   　　ア．nearly　　　イ．obviously　　ウ．potentially　　エ．reliably

26. （a）to give or spread something out to people
   （b）The volunteers helped （　　　） water to the storm victims.
   　　ア．bring　　　イ．distribute　　ウ．donate　　　エ．transport

27. （a）the effect or influence that an event has on something
   （b）The （　　　） of the new government policy for improving English education is yet to be determined.
   　　ア．function　　イ．impact　　　ウ．necessity　　エ．value

28. （a）including or dealing with a wide range of information
   （b）Elizabeth's knowledge of medical terms is quite （　　　）.
   　　ア．extensive　イ．noticeable　ウ．organized　　エ．rare

29. （a）something that you are trying to achieve
   （b）The prime （　　　） of the program is to help students obtain good jobs.
   　　ア．meaning　　イ．objective　　ウ．strategy　　エ．summary

Ⅵ　次の [A]〜[D] の日本文に合うように，空所にそれぞれア〜カの適当な語句を入れ，英文を完成させよ。解答は番号で指定された空所に入れるもののみをマークせよ。なお，文頭に来る語も小文字にしてある。

[A]　今回私たちが会ったのは卒業以来十年ぶりだ。

（　　）（　　）（　30　）（　　）（　31　）（　　）the ten years since graduation.

　　　　ア．have met　　　イ．in　　　　　ウ．is
　　　　エ．the first time　オ．this　　　　カ．we

[B]　ポーラは歌がとてもうまいので，若者のあいだで人気があるのは当然だ。

Paula　is　too（　　）（　32　）（　　）（　33　）（　　）（　　）popular among young people.

　　　　ア．a　　　　　　イ．be　　　　　ウ．good
　　　　エ．not　　　　　オ．singer　　　カ．to

[C]　彼女が予算委員会の委員に選出される見込みはほとんどない。

There　is（　　）（　34　）（　　）（　35　）（　　）（　　）member of the budget committee.

　　　　ア．a　　　　　　イ．being elected　ウ．chance
　　　　エ．her　　　　　オ．little　　　　カ．of

[D]　リンダには確かにブロードウェイの舞台女優になる素養がある。

Linda　certainly（　　）（　36　）（　　）（　37　）（　　）（　　）an actress on Broadway.

　　　　ア．be　　　　　イ．has　　　　　ウ．it
　　　　エ．takes　　　　オ．to　　　　　カ．what

VII　次の英文を読み，あとの問いに答えよ。

Have you ever heard of the trees that are homes to animals both on land and sea? These beautiful and complex trees are called *mangroves*. The forests of mangroves are an important part of life on this planet. Mangrove trees, it is believed, originated in Southeast Asia. That is where most of the forests can still be found today. They are, however, found throughout Earth, but mostly within 30 degrees of the equator. They cannot tolerate freezing temperatures. They grow mostly in slow-moving waters.

An identifier of a mangrove tree is its dense formation of roots. This root system enables the trees to hold their own with the coming and going of daily tides. Coastline mangrove forests act as guards from the sea to the land. They reduce erosion from waves and tides. They protect sea creatures from predators in their elaborate root infrastructure. Birds and fish can both call a mangrove home.

The world's largest mangrove forest is called the *Sundarban Reserve Forest*. The Sundarbans is located southwest of Bangladesh on the Bay of Bengal. It is between the Baleswar River and the Harinbanga River. Most of the forest lies in Bangladesh and the remaining part in India. Unfortunately, threats do exist to this ecologically rich environment. The threats are both natural and human. (40) Cyclones and tidal waves have taken a toll on the forest trees and some of its species. Humans illegally hunt, farm, and collect timber from the forest.

To help protect against human threats, three wildlife sanctuaries were established in the forest in 1977. The Bangladesh Wildlife Preservation Act attempts to control illegal entry, fishing, and hunting in the forest. Other groups from around the world have become involved with the preservation of the Sundarbans and its inhabitants. The World Wildlife Fund, the National Zoological Park, and the Smithsonian Institution are working on conservation and wildlife management programs.

Protection of this environment is important not only to the endangered animal species, but also to the humans who live near it. The Sundarbans provide a safety zone against cyclones, tidal waves, and other storms. The Sundarbans also provide some local jobs. While the Sundarbans and its inhabitants seem like they exist in a remote part of our world, they really are closer than you may think. The Sundarbans, in some respect, belong to us all. The Sundarbans is a UNESCO World Heritage Site.

問1　本文の第1段落の内容に合うものとして最も適当なものを，ア～エから一つ選べ。(38)

　ア．Mangrove trees are believed to have appeared in Southeast Asia at first, but now, there are few of these forests to be found there.

　イ．Mangrove trees are typically found in areas that lie beyond 30 degrees of the equator.

　ウ．Mangrove trees generally grow in areas with waterways that tend to be calmer.

　エ．Mangrove trees only grow on land, so they are really important for land animals.

問2　本文の第2段落の内容に合うものとして最も適当なものを，ア～エから一つ選べ。(39)

ア．Fish are protected by the mangrove tree roots from animals that would normally eat them.

イ．Mangrove trees can be easily destroyed by the tide because of their root structure.

ウ．Mangrove trees completely prevent the sea and waves from washing away the coastline.

エ．One way to distinguish a mangrove tree is its loosely formed system of roots.

問3　下線部(40)の例として当てはまらないものを，ア～エから一つ選べ。

ア．Due to tidal waves, some creatures that live in the mangrove forest die.

イ．People are permitted to hunt animals in the mangrove forest.

ウ．People who enter the Sundarbans gather wood from the mangrove forest.

エ．Storms have caused considerable damage to the mangrove forest.

問4　本文の第3段落の内容に合わないものを，ア～エから一つ選べ。(41)

ア．Most of the world's largest mangrove forest is located in India, with the rest in Bangladesh.

イ．Regrettably, damage to the Sundarban Reserve Forest comes from several different sources.

ウ．The biggest mangrove forest in the world extends across two countries.

エ．The Sundarban Reserve Forest lies between two rivers.

問5　本文の第4段落の内容に合うものとして最も適当なものを，ア〜エから一つ選べ。(42)

ア．By preventing everyone from entering the forest, an act was established to protect the wildlife in Bangladesh.

イ．Conservation groups from around the world have become active in trying to protect the largest mangrove forest in the world.

ウ．Prior to 1977, three different areas were created to help protect the nature in the forest.

エ．Special areas have been created to increase the numbers of fish and animals that can be caught in the forest.

問6　本文の第5段落の内容に合うものとして最も適当なものを，ア〜エから一つ選べ。(43)

ア．Conservation of the Sundarbans has little to do with the life of the people around it.

イ．Storms and cyclones create areas in the Sundarbans that are safe for people.

ウ．The Sundarbans provide all the jobs for people who live in the local area.

エ．There are some animals that are in danger of becoming extinct in the Sundarbans.

問7　本文の内容と合うものを，ア〜キから二つ選び，(44)と(45)に一つずつマークせよ。ただし，マークする記号（ア，イ，ウ，...）の順序は問わない。

ア．While mangrove trees have a simple structure, the forests are very important for the earth.

イ．Mangrove trees have strong resistance to extremely cold conditions.

ウ．The Baleswar River and Harinbanga River are both located in the southwest part of the Sundarbans.

エ．Various organizations from all over the world are trying to help to save the Sundarbans.

オ．People living near the Sundarbans will have their livelihoods affected if the forest is destroyed.

カ．The Sundarbans seem like they are a part of the world that is very close to us.

キ．In every way imaginable, the Sundarbans belong to us all.

（以 下 余 白）

化　学

問題
(60分)

2年度

$$\boxed{11月16日試験}$$

Ⅰ　以下の**原子ア～ク**の特徴から適切な原子を推定し，これら原子に関する次の文章
(1)～(6)中の空欄　$\boxed{1}$　～　$\boxed{10}$　にあてはまる最も適切なものを，それぞれの
解答群から選び，解答欄にマークせよ。ただし，同じものを何度選んでもよい。

　　<原子ア～クの特徴>
　　原子ア：最外殻電子をL殻に有し，4個の価電子をもつ。
　　原子イ：K殻にのみ電子を有し，その電子殻は閉殻である。
　　原子ウ：1個の価電子をもち，中性子が1つ増えると質量数が2倍になる。
　　原子エ：周期表の2族に属し，2族の中で原子半径が最も小さい。
　　原子オ：周期表の第3周期に属し，3価の陽イオンになりやすい。
　　原子カ：電子を1つ放出することでネオンと同じ電子配置をとる。
　　原子キ：最外殻電子をM殻に有し，5個の価電子をもつ。
　　原子ク：周期表の第3周期に属し，7個の価電子をもつ。

(1)　**原子ア**の単体　$\boxed{1}$　と　$\boxed{2}$　は互いに同素体の関係にある。　$\boxed{2}$　中
の原子は，4個の価電子のうち　$\boxed{3}$　個が原子間で束縛されているが，残りの価
電子は自由に動くことができるため電気伝導性を示す。

(2)　**原子ア～ク**のうち，第一イオン化エネルギーの最も大きい原子は**原子**　$\boxed{4}$　で
あり，電子親和力の最も大きい原子は**原子**　$\boxed{5}$　である。

(3)　**原子オ**の単体の結晶は面心立方格子である。この結晶の単位格子の一辺の長さが
L〔nm〕，原子量M，アボガドロ定数6.0×10^{23}/molとするとき，結晶の密度は
$\boxed{6}\times10^{\boxed{7}}$ g/cm^{3}である。

(4) 原子 | 8 | の原子核の流れは，放射線の一種の α 線である。

(5) 原子キ1個に原子ク3個が共有結合でつながった化合物には，非共有電子対が | 9 | 組ある。

(6) 原子 | 10 | の単体は，空気中の酸素や水と反応するので石油中で保存する。

| 1 | および | 2 | に対する解答群

① 亜　鉛　　　② 黄リン　　　③ オゾン　　　④ 銀

⑤ 黒　鉛　　　⑥ サファイア　⑦ 酸　素　　　⑧ 斜方硫黄

⑨ シリカゲル　⓪ 水　銀　　　ⓐ 赤リン　　　ⓑ ダイヤモンド

ⓒ 単斜硫黄　　ⓓ 窒　素　　　ⓔ 水ガラス　　ⓕ ルビー

| 3 | および | 9 | に対する解答群

① 1　　② 2　　③ 3　　④ 4　　⑤ 5　　⑥ 6　　⑦ 7　　⑧ 8

⑨ 9　　⓪ 10　　ⓐ 11　　ⓑ 12　　ⓒ 13　　ⓓ 14　　ⓔ 15　　ⓕ 16

| 4 | , | 5 | , | 8 | および | 10 | に対する解答群

① ア　　　　② イ　　　　③ ウ　　　　④ エ

⑤ オ　　　　⑥ カ　　　　⑦ キ　　　　⑧ ク

| 6 | に対する解答群

① $\dfrac{M}{L}$　　② $\dfrac{M}{2L}$　　③ $\dfrac{M}{3L}$　　④ $\dfrac{2M}{3L}$　　⑤ $\dfrac{4M}{3L}$　　⑥ $\dfrac{M}{L^2}$

⑦ $\dfrac{M}{2L^2}$　　⑧ $\dfrac{M}{3L^2}$　　⑨ $\dfrac{2M}{3L^2}$　　⓪ $\dfrac{4M}{3L^2}$　　ⓐ $\dfrac{M}{L^3}$　　ⓑ $\dfrac{M}{2L^3}$

ⓒ $\dfrac{M}{3L^3}$　　ⓓ $\dfrac{2M}{3L^3}$　　ⓔ $\dfrac{4M}{3L^3}$　　ⓕ $\dfrac{1}{LM}$　　ⓖ $\dfrac{3LM}{2}$　　ⓗ $\dfrac{2}{3LM}$

7 　に対する解答群

① 1　　　② 2　　　③ 3　　　④ 4　　　⑤ 5

⑥ 9　　　⑦ 16　　⑧ 21　　⑨ 23　　⑩ 44

ⓐ － 1　　ⓑ － 2　　ⓒ － 3　　ⓓ － 4　　ⓔ － 5

ⓕ － 9　　ⓖ －16　　ⓗ －21　　ⓘ －23　　ⓙ －44

Ⅱ　化学反応の速度に関する次の文章中の空欄　11　～　24　にあてはまる最も適切なものを，それぞれの**解答群**から選び，解答欄にマークせよ。ただし，同じものを何度選んでもよい。

化学反応の速さは単位時間当たりの反応物の濃度の変化量などで表せる。ここで，不可逆反応ア　X ⟶ Y について考える。Xの反応速度 v_X がXの濃度 [X] に比例し，反応速度定数 k_X を用いて $v_X = k_X[X]$ と表せるとする。この式から時間の経過に対し，反応速度は　11　。最初，Xの濃度が $1.000\,\mathrm{mol/L}$ であり，2秒（$2.00\,\mathrm{s}$）後にXの濃度が $0.920\,\mathrm{mol/L}$ になったとすると，計算されるXの反応速度は約　12　$\times 10^{\boxed{13}}\,\mathrm{mol/(L \cdot s)}$ であり，2秒間のXの平均濃度を両時点での濃度の平均値である $0.960\,\mathrm{mol/L}$ として反応速度定数 k_X を算出すると，約　14　$\times 10^{\boxed{15}}$ /s である。

次に，可逆反応イ　A ⇌ B について考える。正反応の反応速度 v_A がAの濃度 [A] に比例し，反応速度定数 k_A を用いて $v_A = k_A[A]$ と表せるとする。また，逆反応の反応速度 v_B がBの濃度 [B] に比例し，反応速度定数 k_B を用いて $v_B = k_B[B]$ と表せるとする。Aの濃度が $1.000\,\mathrm{mol/L}$ で，Bが存在しなかった最初の状態から十分長い時間が経過して，正反応の速度 v_A と逆反応の速度 v_B が等しくなり，各物質の量が見かけ上変化しなくなったとき，この状態を　16　状態とよぶ。ここで，ふたつの反応速度定数に $k_B = 0.250\,k_A$ の関係が成り立っており，反応イが時間 t〔s〕後に　16　状態に達した場合，時間に対する [A] および [B] の推移を示した模式図は　17　となる。

一般的に反応の温度が高くなったとき，活性化エネルギー以上の運動エネルギーをもつ分子の割合がもとの温度のときと比べて　18　ので，反応速度は　19　ことが知られている。また，反応の活性化エネルギーを下げるはたらきをもつ物質を　20　といい，この物質の添加により反応速度は　21　。ここで，反応速度定数 k と絶対温度 T にはアレニウスの式とよばれる以下の式(a)に示す関係が成り立つものがある。ただし式中の E_a は反応の活性化エネルギー，R は気体定数，C は反応の定数である。

$$\log_e k = -\frac{E_a}{R}\left(\frac{1}{T}\right) + C \qquad (a)$$

式(a)が成立する3つの反応**ウ～オ**について，縦軸に $\log_e k$，横軸に絶対温度の逆数をとった図を作成すると，**図Ⅱ**のようになった。ここで，300 K より高温となる領域は**図Ⅱ**の破線より ┃ 22 ┃ である。この図から，300 K での反応速度定数を比較すると大きい順に ┃ 23 ┃ であり，活性化エネルギーを比較すると大きい順に ┃ 24 ┃ である。

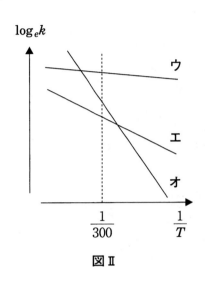

図Ⅱ

┃ 11 ┃，┃ 18 ┃，┃ 19 ┃ および ┃ 21 ┃ に対する解答群

① 小さくなる　　　② 大きくなる　　　③ 変わらない

┃ 12 ┃ および ┃ 14 ┃ に対する解答群

① 1.6　　② 3.0　　③ 3.8　　④ 4.0　　⑤ 4.2

⑥ 4.6　　⑦ 4.8　　⑧ 5.0　　⑨ 7.5　　⓪ 7.7

ⓐ 8.0　　ⓑ 8.3　　ⓒ 9.0　　ⓓ 9.6

┃ 13 ┃ および ┃ 15 ┃ に対する解答群

① −1　　② −2　　③ −3　　④ −4　　⑤ −5

⑥ 1　　⑦ 2　　⑧ 3　　⑨ 4　　⓪ 5

16 に対する解答群

① 基 底　　② 遷 移　　③ 平 衡　　④ 励 起　　⑤ 標 準

17 に対する解答群

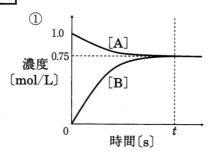

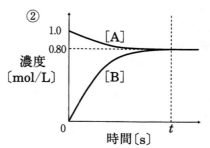

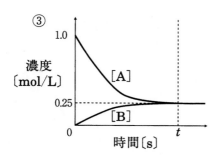

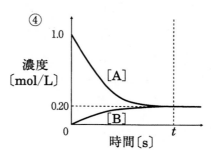

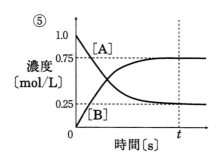

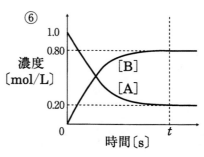

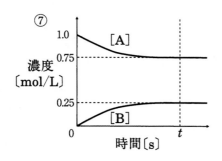

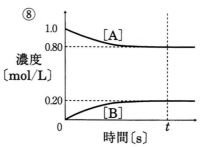

| 20 | に対する解答群

① 塩　橋　　② 活物質　　③ 基　質　　④ 触　媒

⑤ 生成物　　⑥ 中間体　　⑦ 反応物　　⑧ 複　塩

| 22 | に対する解答群

① 左　側　　② 右　側

| 23 | および | 24 | に対する解答群

① （大）反応ウ ＞ 反応エ ＞ 反応オ（小）

② （大）反応ウ ＞ 反応オ ＞ 反応エ（小）

③ （大）反応エ ＞ 反応ウ ＞ 反応オ（小）

④ （大）反応エ ＞ 反応オ ＞ 反応ウ（小）

⑤ （大）反応オ ＞ 反応ウ ＞ 反応エ（小）

⑥ （大）反応オ ＞ 反応エ ＞ 反応ウ（小）

Ⅲ　溶解度積に関する次の文章(1)および(2)中の空欄 | 25 | ～ | 36 | にあてはまる最も適切なものを，それぞれの**解答群**から選び，解答欄にマークせよ。ただし，同じものを何度選んでもよい。なお，原子量は O = 16.0，Na = 23.0，Cl = 35.5，K = 39.0，Cr = 52.0，Ag = 108，I = 127 とし，$\sqrt{2} = 1.41$，$\sqrt{3} = 1.73$，$\sqrt{5} = 2.23$ とする。また，銀塩の溶解度積は**表Ⅲ**に示している。

表Ⅲ　銀塩の溶解度積（25℃）

塩	溶解度積 K_{sp}
AgCl	$1.8 \times 10^{-10} \, (mol/L)^2$
AgI	$2.1 \times 10^{-14} \, (mol/L)^2$
Ag_2CrO_4	$3.6 \times 10^{-12} \, (mol/L)^3$

(1)　塩化銀 AgCl の溶解平衡と溶解度積は以下の式で表される。

$$AgCl(固) \rightleftharpoons Ag^+ + Cl^- \qquad (a)$$

$$K_{sp(AgCl)} = [Ag^+][Cl^-] \qquad (b)$$

AgCl の飽和水溶液に Cl^- を加えると，式(a)の平衡が | 25 | 向きに移動し，| 26 | 。塩化ナトリウム NaCl とヨウ化ナトリウム NaI が等しいモル濃度で含まれる水溶液に，少量ずつ硝酸銀 $AgNO_3$ 水溶液を加え続けるとき，| 27 | 。

(2)　クロム酸銀 Ag_2CrO_4 の溶解平衡と溶解度積は以下の式で表される。

$$Ag_2CrO_4(固) \rightleftharpoons 2Ag^+ + CrO_4^{2-} \qquad (c)$$

$$K_{sp(Ag_2CrO_4)} = \boxed{} \qquad (d)$$

いま，1.0 L 中に 2.0×10^{-2} mol の Cl^- と 2.0×10^{-2} mol の CrO_4^{2-} を含む混合水溶液に，Ag^+ を加えていく場合を考える。AgCl の沈殿が生じ始めるときの $[Ag^+]$ は | 29 | $\times 10^{\boxed{30}}$ mol/L，Ag_2CrO_4 の沈殿が生じ始めるときの $[Ag^+]$ は | 31 | $\times 10^{\boxed{32}}$ mol/L なので，AgCl の沈殿が先に生じる。

　この反応を利用して，しょう油中の塩分量を測定するために次の実験を行った。なお，溶液の温度は 25℃ に保たれており，しょう油に含まれる他の成分はこの反応に影響しないものとする。

<実験>

　しょう油 10 mL をホールピペットでメスフラスコにとり，水を加えて 1 L とした。この希釈液 10 mL をホールピペットでコニカルビーカーに移し，指示薬として 0.26 mol/L の K_2CrO_4 水溶液を 0.10 mL 加えた。これに，褐色ビュレットで 2.0×10^{-2} mol/L の $AgNO_3$ 水溶液を少しずつ滴下し，よく振り混ぜたところ，AgCl の沈殿が生じ，$AgNO_3$ 水溶液の滴下量が 16.0 mL のとき，Ag_2CrO_4 の 　33　 色の沈殿が生じ始めた（終点）。終点では，コニカルビーカー内の水溶液中の Cl^- はほぼ完全に AgCl として沈殿していることから，希釈前のしょう油中の $[Cl^-]$ は 　34　 mol/L となる。したがって，調理用小さじ 1 杯（5.0 mL）のしょう油に含まれる塩分は，塩化ナトリウム NaCl として 　35　 $\times 10^{\boxed{36}}$ g 相当となる。

　25　 に対する解答群

① 右　　　　　　　　② 左

　26　 に対する解答群

① AgCl の沈殿が生じ，$[Ag^+]$ が減少する

② AgCl の沈殿が生じ，$[Ag^+]$ が増加する

③ AgCl の沈殿が生じ，$[Ag^+]$ は変化しない

④ AgCl の沈殿は生じず，$[Ag^+]$ が減少する

⑤ AgCl の沈殿は生じず，$[Ag^+]$ が増加する

⑥ AgCl の沈殿は生じず，$[Ag^+]$ は変化しない

　27　 に対する解答群

① AgCl の沈殿のみが生じ，AgI の沈殿は生じない

② AgI の沈殿のみが生じ，AgCl の沈殿は生じない

③ AgCl の沈殿が先に生じ，あとから AgI の沈殿が生じる

④ AgI の沈殿が先に生じ，あとから AgCl の沈殿が生じる

⑤ AgCl の沈殿と AgI の沈殿が同時に生じる

⑥ AgCl の沈殿も AgI の沈殿も生じない

28 に対する解答群

① $[Ag^+][CrO_4^{2-}]$　　② $2[Ag^+][CrO_4^{2-}]$　　③ $[Ag^+]^2[CrO_4^{2-}]$

④ $\dfrac{[Ag^+][CrO_4^{2-}]}{[K_2CrO_4]}$　　⑤ $\dfrac{2[Ag^+][CrO_4^{2-}]}{[K_2CrO_4]}$　　⑥ $\dfrac{[Ag^+]^2[CrO_4^{2-}]}{[K_2CrO_4]}$

29 , 31 , 34 および 35 に対する解答群

① 1.3　　② 1.8　　③ 3.0　　④ 3.2　　⑤ 3.6　　⑥ 4.5

⑦ 6.0　　⑧ 6.7　　⑨ 8.1　　⓪ 9.0　　ⓐ 9.4

30 , 32 および 36 に対する解答群

① － 1　　② － 2　　③ － 3　　④ － 4　　⑤ － 5

⑥ － 6　　⑦ － 7　　⑧ － 8　　⑨ － 9　　⓪ 0

33 に対する解答群

① 白　　② 淡黄　　③ 赤褐　　④ 青　　⑤ 黒

Ⅳ　芳香族化合物に関する次の文章中の空欄 　37　 ～ 　51　 にあてはまる最も適切なものを，それぞれの**解答群**から選び，解答欄にマークせよ。ただし同じものを何度選んでもよい。

　ベンゼンの水素原子1個をヒドロキシ基に置換した化合物Aは 　37　 とよばれる。化合物Aに水酸化ナトリウム水溶液を加えると，化合物Bが生成する。高温・高圧のもとで化合物Bに二酸化炭素を反応させると化合物Cが生じ，化合物Cの水溶液に 　38　 を作用させると，化合物Dが沈殿する。化合物Dとメタノールの混合物を，濃硫酸の存在下で加熱して得られる化合物Eは 　39　 とよばれる。

　ベンゼンの水素原子1個をカルボキシ基に置換した化合物Fは 　40　 とよばれ，防腐剤や染料の原料として用いられている。また，ベンゼンの水素原子2個をカルボキシ基に置換した化合物には3種の構造異性体が考えられるが，そのうち加熱により分子内で容易に脱水反応する化合物Gは， 　41　 を塩基性の過マンガン酸カリウム水溶液で酸化する反応を用いて合成できる。

　ベンゼンの水素原子1個をスルホ基に置換した化合物Hは，ベンゼンに 　42　 を加えて加熱すると生じる。化合物Hの酸性の強さを，上述の化合物AおよびFと比較すると 　43　 となる。

　ベンゼンの水素原子1個をアミノ基に置換した化合物Ⅰは 　44　 とよばれる。化合物Ⅰは 　45　 に 　46　 を加えて還元すると生じる化合物Jに 　47　 を加えると反応液から遊離してくる。一方，化合物Jを希塩酸に溶かした水溶液に，氷冷しながら亜硝酸ナトリウムを加えると化合物Kが生じる。化合物Kの水溶液に化合物Bの水溶液を加えると， 　48　 の構造をもつ化合物Lが得られる。また，化合物Kの水溶液を加熱すると，化合物Aとともに 　49　 が生成する。化合物Ⅰに無水酢酸を作用させると 　50　 とよばれる化合物Mが生成する。この化合物Mを分液ろうと中のジエチルエーテルと氷冷した水酸化ナトリウム水溶液の混合物に加え，分液ろうとを激しく振り混ぜた後に静置すると，化合物Mは 　51　 に多く存在する。なお，この操作での化合物Mの分解は起こらないものとする。

37 ， 39 ， 40 ， 41 ， 44 ， 45 および

50 に対する解答群

① アセチルサリチル酸　② アセトアニリド　③ アニリン

④ 安息香酸　⑤ o-キシレン　⑥ m-キシレン

⑦ p-キシレン　⑧ o-クレゾール　⑨ m-クレゾール

⓪ p-クレゾール　ⓐ クロロベンゼン　ⓑ サリチル酸

ⓒ サリチル酸メチル　ⓓ テレフタル酸　ⓔ トルエン

ⓕ ニトロベンゼン　ⓖ ピクリン酸　ⓗ フェノール

ⓘ ベンズアルデヒド　ⓙ ベンゼンスルホン酸

38 に対する解答群

① 希塩酸　② 炭酸水　③ 水酸化ナトリウム水溶液

④ アンモニア水　⑤ フェノール　⑥ メタノール

42 および 47 に対する解答群

① 濃硝酸　② 濃硫酸　③ 濃塩酸

④ 濃硫酸と濃硝酸　⑤ 亜硫酸水　⑥ 炭酸水

⑦ 水酸化ナトリウム水溶液　⑧ 塩化ナトリウム水溶液

⑨ 硫酸ナトリウム　⓪ リン酸ナトリウム

ⓐ 硝酸ナトリウム

43 に対する解答群

① （弱）A＜F＜H（強）　② （弱）A＜H＜F（強）

③ （弱）F＜A＜H（強）　④ （弱）F＜H＜A（強）

⑤ （弱）H＜A＜F（強）　⑥ （弱）H＜F＜A（強）

46 に対する解答群

① スズと濃塩酸　② 濃塩酸と濃硝酸　③ 濃硫酸とエタノール

④ 無水酢酸と濃硫酸　⑤ 鉄と塩素　⑥ 濃硫酸と濃硝酸

| 48 | に対する解答群

① $-N=N-$ ② $-N^+\equiv N$ ③ $-NO$

④ $-NHCO-$ ⑤ $-NHOH$ ⑥ $-NH-NH-$

| 49 | に対する解答群

① 窒素と塩素   ② 窒素と塩化水素   ③ 水と塩素

④ 水と塩化水素   ⑤ 一酸化窒素と塩素   ⑥ 一酸化窒素と塩化水素

⑦ 一酸化窒素と酸素   ⑧ 塩素と酸素   ⑨ 水と酸素

⓪ 塩化水素と酸素

| 51 | に対する解答群

① 上層のジエチルエーテル層   ② 上層の水層

③ 下層のジエチルエーテル層   ④ 下層の水層

英　語

解答

2年度

推　薦

I

〔解答〕

[A]　1. ア　　2. ウ　　3. エ

[B]　4. ア　　5. イ　　6. ウ

〔出題者が求めたポイント〕

[A]　選択肢訳

1. ア．でも、明日のチケットならたくさんありますよ。
 イ．しかし、同時に上映している映画は他にもあります。
 ウ．開演までロビーでお待ちいただくことになるかもしれません。
 エ．夕食を食べる前に帰ってきなさい。

2. ア．劇場のどこに座るか選べますか？
 イ．3列目のすぐ後ろの席をお願いできますか？
 ウ．スクリーン近くの席はありますか？
 エ．最前列に座っても快適ですか？

3. ア．でも、そこで飲み物は買えますか？
 イ．でも、スーパーの食べ物はどうですか？
 ウ．飲み物の自動販売機はありますか？
 エ．品揃えは豊富ですか？

[B]　選択肢訳

4. ア．色が決められないんだ
 イ．あまり時間をかけたくないんだ
 ウ．あまりお金をかけたくないんだ
 エ．今まで部屋にペンキを塗ったことがないんだ

5. ア．誰かに塗ってもらったらどう？
 イ．それなら、代わりに白を選んだらどう？
 ウ．では、元の色をキープするのはどう？
 エ．もう少し考える時間が欲しいの？

6. ア．それなら暗い方がベストだね。
 イ．それは大変かもしれないね。
 ウ．それは大きな進歩だね。
 エ．それが私の最大の関心事だ。

〔全訳〕

[A]

A：こんばんは、ご用をお伺いしますか？

B：ええ、新作のアクション映画『炎のプレストン』のチケットを2枚いただけますか？

A：今ある席は午後11時の上映分だけです。[1]でも、明日のチケットならたくさんありますよ。

B：観るのに待ちたくないのです。レイトショーのチケットを2枚いただきます。

A：かしこまりました。座席はどこがよろしいですか？

B：目が悪いのです。[2]スクリーン近くの席はありますか？

A：はい、C列に2席あります。前から3列目です。

B：それはいいですね。スナックを買って映画に持ち込んでもいいですか？

A：はい、もちろんです。エントランスホールのフードカウンターをご利用ください。

B：[3]品揃えは豊富ですか？

A：飲み物とポップコーンだけです。いつも混んでいるので、早めに行った方が良いですよ。

B：ありがとう。ポップコーンはいいですね。

[B]

A：パット、とても忙しそうだね。どこへ行くの？

B：塗料を買いにホームセンターに行くところだよ。

A：ああ、そう。リビングにペンキを塗るって言ってたよね。

B：うん、でも[4]色が決められないんだ。

A：本当に変えたいのでなければ、今と同じ色をキープすることを勧めるよ。

B：いいんだけど、ちょっと暗いんだよね。そう思わない？

A：そうだよね。[5]それなら、代わりに白を選んだらどう？

B：それも考えていたんだけど、すぐに汚れてしまいそうだよね。

A：それは問題かもね。でも、今の新しい塗料は洗えるよ。

B：[6]それは大きな進歩だね。それに、新しい色はいい変化になるよね。

A：そうね、確かに部屋がより広く、より明るく見えるだろうね。

II

〔解答〕

7. ウ　　8. キ　　9. カ

10. オ　　11. イ　　12. ク

〔全訳〕

　1805年、アルバニア生まれのトルコ軍将校、ムハマド・アリはエジプトの支配者になった。彼はナイル川を支配することでエジプトの勢力を拡大した。彼は強力な軍隊を作り上げて、スーダンを(7)征服した。また、自分の国を近代国家にしたいと考え、ヨーロッパ人に援助を求めた。彼の死後、エジプトの支配者たちはアリの計画を続けたが、さほど(8)成功しなかった。英国がすぐに地中海と紅海を(9)結ぶスエズ運河を支配下に置いたのだ。英国は1882年までに全エジプトを支配した。

　1922年、エジプトは限定的(10)独立を果たした。英国は運河地域を除いて1936年までに国を離れることに同意したが、第二次世界大戦が彼らの残留の長期化を(11)もたらした。エジプト人は外国の支配に(12)飽きており、その排除を願っていた。ほとんどのエジプト人は、当時の指導者であるファールーク国王がこの問題の一部だと考えていた。1952年、政府はガマール・アブドゥル・ナセル率いる陸軍将校グループによって倒された。ナセル

は、1000 年以上にわたる外国支配の後、エジプトを支配した最初のエジプト人となった。

Ⅲ
〔解答〕
13. エ 14. イ 15. イ 16 ウ
17. ア 18. ア 19. エ 20. ウ
〔出題者が求めたポイント〕
13. no cake = none となる。
14. 比較級を強調する副詞、far が正解。
15. 付帯状況の with O C の形。their seat belts が「締められた」状態なので、過去分詞の fastened が正解。with his eyes closed や with her arms folded などと同じ。
16. difficult にかかる no matter how が正解。however とすることもできる。
17. suggest が「提案する」という意味の場合、後ろの節内の動詞は原形(仮定法現在)になる。
18. C as S V の語順になると、as は譲歩の意味になる。
19. 二者比較の場合、比較級に the がつく。
20. be expected to V「～する予定だ」。
〔問題文訳〕
13. ジムは冷蔵庫にケーキがあると思ったが、なかった。
14. このコンピューターは、私が以前持っていたものよりはるかに優れている。
15. 機長は、飛行機が乱気流から抜けるまで、全乗客はシートベルトを締めて座席にいなければならないと言った。
16. どんなに困難な状況にあっても、私たちは最善を尽くす努力をやめるべきではありません。
17. その私立探偵は、男を警察に取り調べてもらってはどうかと提案した。
18. 奇妙に聞こえるかもしれないが、ビルは友達と遊ぶよりも勉強するのが好きだ。
19. クラス調査によると、トムはそのコースの2人の先生のうち人気がある方だ。
20. サマーセールは先月末に始まり、次の日曜日まで続く予定です。

Ⅳ
〔解答〕
21. エ 22. エ 23. ウ 24. イ
〔出題者が求めたポイント〕
選択肢訳
21.「ジョーは都会に住んでいるが、田舎での生活にあこがれている」
   ア．ジョーは都会に住んでいるが、田舎への引っ越しができるまで待たねばならない。
   イ．ジョーは都会に住んでいるけれども、しばらくは田舎に住んでいた。
   ウ．ジョーは時には田舎に住んでいることもあるが、都会にも住んでいる。

   エ．ジョーは都会に住んでいるけれど、田舎に住みたがっている。
22.「エリは、平日の午後9時過ぎにキムに電話するほどばかではない」
   ア．エリは、キムが平日の午後9時以降に連絡をもらうことを好むと考えている。
   イ．エリは、平日の午後9時以降にキムに電話するのも悪くないと気づいている。
   ウ．エリは、平日の午後9時以降にキムと連絡を取ることが重要だと思う。
   エ．エリは、平日の午後9時以降にキムに電話してはいけないことを理解している。
23.「太郎は引退後、絵を始めようと考えている」
   ア．太郎は引退したら、絵の収集を考えている。
   イ．太郎は退職したら、絵を描き続けるつもりだ。
   ウ．太郎は仕事を辞めたら、絵を描き始めたいと思っている。
   エ．太郎は仕事を辞めたら、絵を売りたいと思っている。
24.「スピーチの締めくくりとして、アンは個人的な体験について話した」
   ア．アンのスピーチの結論とは別に、彼女は個人的な体験についても論じた。
   イ．スピーチを締めくくるために、アンは個人的な体験について話した。
   ウ．アンはスピーチを締めくくる代わりに、個人的な体験について話した。
   エ．アンのスピーチが終わる少し前に、彼女は個人的な経験について話した。

Ⅴ
〔解答〕
25. ウ 26. イ 27. イ 28. ア 29. イ
〔出題者が求めたポイント〕
25. nearly「ほとんど」。obviously「明らかに」。potentially「将来の実現可能性を秘めて」。reliably「確実に」。
26. bring「運ぶ」。distribute「配給する」。donate「寄付する」。transport「輸送する」。
27. function「機能」。impact「影響」。necessity「必要性」。value「価値」。
28. extensive「広範な」。noticeable「目立つ」。organized「組織された」。rare「稀な」。
29. meaning「意味」。objective「目的」。strategy「戦略」。summary「要約」。
〔問題文訳〕
25. (a) 将来発現するか、発生する能力を有して
    (b) この新薬は、心臓病に苦しむ何百万もの人々を救う将来的実現可能性を秘めている。
26. (a) 物を人に与えたり広めたりする
    (b) ボランティアたちは嵐の被災者たちに水を配給するのを手伝った。

27. (a)　ある出来事が何かに及ぼす効果または影響
　　(b)　英語教育を改善するための政府による新政策の<u>影響</u>はまだ確定していない。
28. (a)　広範な情報を含むか、あるいはそれを扱っている
　　(b)　エリザベスの医学用語の知識は非常に<u>広範</u>だ。
29. (a)　人が達成しようとしていること
　　(b)　このプログラムの第一の目的は、学生が良い仕事を得る手助けをすることです。

Ⅵ
〔解答〕
[A] 30. エ　　31. ア
[B] 32. ア　　33. エ
[C] 34. ウ　　35. エ
[D] 36. カ　　37. エ
〔出題者が求めたポイント〕
正解の英文
[A] (This is <u>the first time</u> we <u>have</u> met in) the ten years since graduation.
[B] Paula is too (good a singer <u>not</u> to be) popular among young people.
[C] There is (little <u>chance</u> of <u>her</u> being elected a) member of the budget committee.
[D] Linda certainly (<u>has</u> <u>what</u> it <u>takes</u> to be) an actress on Broadway.

Ⅶ
〔解答〕
問1　ウ　　問2　ア　　問3　イ　　問4　ア
問5　イ　　問6　エ　　問7　エ、オ
〔出題者が求めたポイント〕
選択肢訳
問1
ア．マングローブの木は当初、東南アジアに出現したと考えられたが、現在そこではほとんど見られない。
イ．マングローブの木は、赤道から30度以上離れた地域によく見られる。
ウ．マングローブの木は一般的に、ゆるやかな水流のある流域で成長する。←　第1段落最終文に一致
エ．マングローブの木は陸上でしか育たないので、陸上の動物にとってはとても大切だ。
問2
ア．魚はマングローブの木の根によって、普通なら彼らを食べる動物から守られている。←　第2段落第5文に一致
イ．マングローブの木は、その根の構造ゆえに潮によって容易に破壊される。
ウ．マングローブの木は、海と波が海岸線を洗い流すのを完全に防いでくれる。
エ．マングローブの木を見分けるひとつの方法は、ゆるく形成された根系である。

問3
ア．高潮によって、マングローブの森に住む生物の一部が死ぬ。
イ．人は、マングローブの森で動物を狩ることが許可されている。←　狩猟は違法
ウ．サンダーバンズに入る人間がマングローブの森から木材を採取する。
エ．嵐がマングローブの森にかなりの被害をもたらした。
問4
ア．世界最大のマングローブの森のほとんどはインドにあり、残りはバングラデシュにある。←　インドとバングラデシュが逆
イ．残念なことに、サンダーバンズ保護森への被害は、いくつかの異なる原因に由来する。
ウ．世界最大のマングローブの森は2カ国にまたがっている。
エ．サンダーバンズ保護森は二つの川の間にある。
問5
ア．すべての人が森に入ることを禁止されることで、バングラデシュの野生生物を保護するための法律が制定された。
イ．世界中の保護団体が、世界最大のマングローブの森を保護しようと活動している。←　第4段落第3文に一致
ウ．1977年までに、森林の自然保護のために3つの異なる地域が作られた。
エ．森林で捕獲できる魚や動物の数を増やすために、特別な地域が作られている。
問6
ア．サンダーバンズの保護は、その周辺の人々の生活とはほとんど関係がない。
イ．嵐とサイクロンが、人々にとって安全な地域をサンダーバンズに生み出している。
ウ．サンダーバンズは、地元に住む人々にあらゆる仕事を提供している。
エ．サンダーバンズには、絶滅の危機にある動物もいる。←　第5段落第1文に一致
問7
ア．マングローブの木は単純な構造をしているが、その森は地球にとって非常に重要である。
イ．マングローブの木は極端な寒さに対して強い抵抗力を持っている。
ウ．バレシュワリ川とハリンバンガ川は共にサンダーバンズの南西部に位置している。
エ．世界中のさまざまな組織が、サンダーバンズを救おうとしている。←　第4段落第3文に一致
オ．サンダーバンズの近くに住む人々は、森が破壊されると生活に影響を受けるだろう。←　第5段落の内容に一致
カ．サンダーバンズは私たちにとても近い世界の一部のように思える。
キ．想像可能なあらゆる点で、サンダーバンズは私た

ち全員に属している。

〔全訳〕

　あなたは、陸と海の両方で動物の住処となっている木のことを聞いたことがありますか？　この美しく複雑な木はマングローブと呼ばれる。マングローブの森はこの惑星の生命の重要な一部となっている。マングローブの木は東南アジアが起源だと考えられている。そこは今でも、この森のほとんどが見られる場所だ。しかし、それは地球全体で見られるが、大部分は赤道から30度以内の場所で見られる。それは凍えるような気温に耐えられない。それは主に、ゆっくりと流動する水域で成長する。

　マングローブの木の特徴は、根が密集して形成されていることだ。この根系のおかげで、樹木は日々の潮の出入りに耐えられるのだ。海岸沿いのマングローブの森は、海から陸を守る役割を果たしている。それは波や潮による浸食を減らす。それは、入り組んだ根の下部構造の中で海洋生物を捕食者から守っている。鳥も魚も、マングローブを住処と呼ぶことができるのだ。

　世界最大のマングローブの森はサンダーバン保護森と呼ばれる。サンダーバンズはバングラデシュの南西、ベンガル湾に位置している。それはバレシュワリ川とハリンバンガ川の間にある。森林の大部分はバングラデシュにあり、残りの部分はインドにある。不幸にも、この生態学的に豊かな環境には脅威が存在する。脅威は自然と人間の両方である。サイクロンと高潮のせいで、森林の樹木とそこにいる種の一部が犠牲になっている。人間は、違法に狩猟をし、農業を営み、そして森林から木材を収集している。

　人間の脅威から森林を守るために、1977年に野生生物保護区が設立され、バングラデシュ野生生物保護法によって森林への不法侵入、漁業、狩猟を規制しているほか、世界中の団体がサンダーバンズとその住民の保護に取り組んでいる。世界自然保護基金、国立動物公園、スミソニアン協会は、野生生物の保護と管理プログラムに取り組んでいる。

　この環境の保護は、絶滅の危機に瀕している動物種だけでなく、その近くに住む人間にとっても重要である。サンダーバンズはサイクロン、高潮、その他の嵐に対する安全地帯を提供する。サンダーバンズはまたいくつかの地域的な仕事を提供する。サンダーバンズとその住民は、私たちの世界の遠く離れた場所にいるように見えるが、実際にはあなたが思っているよりも近いのだ。サンダーバンズは、ある意味で、私たち全員のものだ。サンダーバンズはユネスコの世界遺産である。

化 学

解答 2年度

I

〔解答〕

1	ⓑ	2	⑤	3	③
4	②	5	⑧		
6	ⓓ	7	ⓑ		
8	②				
9	⓪				
10	⑥				

〔出題者が求めたポイント〕

周期表，同素体，電子親和力，イオン化エネルギー，面心立方格子，電子式

〔解答のプロセス〕

原子ア：C，原子イ：He，原子ウ：H，原子エ：Be，
原子オ：Al，原子カ：Na，原子キ：P，原子ク：Cl

1 ～ 3 　同素体は S，C，O，P の単体に存在し，ダイヤモンドと黒鉛の結晶構造は次のようになる。

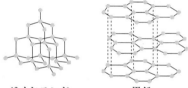

ダイヤモンド　　　黒鉛

　ダイヤモンドは価電子4つをすべて結合に使用しているが，黒鉛は3つしか結合に使用していない。つまり，自由電子が存在するのは黒鉛のみで，電気を導くのは黒鉛だけである。

4 ， 5 　原子から最外殻電子1個を取り，1価の陽イオンにするのに必要なエネルギーをイオン化エネルギーという。イオン化エネルギーが大きいほど，電子を取りづらくなるので，陽イオンになりにくい。原子が電子1個を受け取り，1価の陰イオンになるときに放出されるエネルギーを電子親和力という。電子親和力が大きいほど，電子を受け取りやすいため，陰イオンになりやすい。

6 ， 7 　原子 1 mol(6.0×10^{23} 個) あたりの質量が M〔g〕であるので，単位格子中（原子4個）の質量は，

$$\frac{M}{6.0 \times 10^{23}} \times 4 \,〔\mathrm{g}〕$$

1 nm $= 10^{-7}$ cm なので体積は，

$$(L \times 10^{-7})^3 \fallingdotseq L^3 \times 10^{-21} \,\mathrm{cm}^3$$

よって求める密度は，

$$\frac{\dfrac{M}{6.0 \times 10^{23}} \times 4}{L^3 \times 10^{-21}} = \frac{2M}{3L^3} \times 10^{-2} \,〔\mathrm{g/cm}^3〕$$

9 　電子式は次のようになる。非共有電子対は P に1組，各 Cl に3組ずつある。

:Cl:
:Cl:P:Cl:

10 　アルカリ金属の性質である。

II

〔解答〕

11	①		
12	④	13	②
14	⑤	15	②
16	③		
17	⑥		
18	②		
19	②		
20	④		
21	②		
22	②		
23	②		
24	⑥		

〔出題者が求めたポイント〕

反応速度，反応速度定数，化学平衡，アレニウスの式

〔解答のプロセス〕

11 　時間経過とともに [X] が小さくなるため，反応速度も小さくなる。

12 ， 13

$$-\frac{0.920 - 1.000}{2.00 - 0} = 0.0400 \,\mathrm{mol/(L \cdot s)}$$

14 ， 15 　$0.0400 = k_X \times 0.960$ より，

$k_X = 0.042$

17 　平衡状態（t 秒後）では，$v_A = v_B$ が成立しているので，$k_A[A] = k_B[B]$

つまり，$k_A[A] = 0.250 k_A[B]$ が成立している。

22 　横軸は絶対温度の逆数をとっている。そのため絶対温度が高いほど，その逆数の $\dfrac{1}{T}$ の値は小さくなる。

23 　300 K での $\log_e k$ の大小関係は反応ウ＞反応オ＞反応エとなる。底 e は1より大きいので k の大小関係も反応ウ＞反応オ＞反応エとなる。

24 　(a)式より，図IIの直線の傾きは，$-\dfrac{E_a}{R}$ をあらわす。

傾きの大小関係は，反応ウ＞反応エ＞反応オ。R は気体定数で一定なので，この大小関係は $-E_a$ の大小関係と一致する。よって活性化エネルギーの大小関係は，反応オ＞反応エ＞反応ウ。

III

〔解答〕

25	②
26	①
27	④

28	③

29	⓪	30	⑨

31	①	32	⑤

33	③

34	④

35	ⓐ	36	①

〔出題者が求めたポイント〕

共通イオン効果，溶解度積，モール法(沈殿滴定)

〔解答のプロセス〕

25，26 共通イオン効果により，Cl^- を加えると，$[Cl^-]$ が増加し，(a)の溶解平衡が左向きに移動することで $AgCl$ が沈殿する。

27 溶解度積が小さい順に沈殿が生じる。

28 Ag_2CrO_4 は固体なので濃度は一定とみなすことができる。

29，30 沈殿が生じ始めるときは，溶解度積が成り立つので，$[Ag^+]=x[mol/L]$ とおくと，次の式が成り立つ。

$$K_{sp}=[Ag^+][Cl^-]=x\times 2.0\times 10^{-2}$$
$$=1.8\times 10^{-10}$$
$$x=9.0\times 10^{-9}\,mol/L$$

31，32 $[Ag^+]=x[mol/L]$ とおくと，次の式が成り立つ。

$$K_{sp}=[Ag^+]^2[CrO_4{}^{2-}]=x^2\times 2.0\times 10^{-2}$$
$$=3.6\times 10^{-12}$$
$$x^2=180\times 10^{-12}\,mol/L$$
$$x=6\sqrt{5}\times 10^{-6}=13.38\times 10^{-6}\,mol/L$$

34 Cl^- がすべて $AgNO_3$ と反応し終わると，それ以後加えた $AgNO_3$ は $CrO_4{}^{2-}$ と反応し，赤褐色沈殿を生じる。「水溶液に含まれていた Cl^- の物質量＝滴下した Ag^+ の物質量」の式が成り立つので，希釈前のしょう油中に含まれていた $[Cl^-]=x[mol/L]$ とおくと

$$x\times \frac{\frac{10}{1000}}{1}\times \frac{10}{1000}=2.0\times 10^{-2}\times \frac{16.0}{1000}$$
$$x=3.2\,mol/L$$

35，36 5.0mL に含まれる Cl^- の物質量は，

$$3.2\times \frac{5.0}{1000}=1.6\times 10^{-2}\,mol$$

$NaCl$ の物質量も同様の物質量なので，$NaCl$ の質量は，
$$1.6\times 10^{-2}\times 58.5=0.936\,g$$

Ⅳ
〔解答〕

37	ⓗ
38	①
39	ⓒ
40	④
41	⑤
42	②

43	①
44	③
45	ⓕ
46	①
47	⑦
48	①
49	②
50	②
51	①

〔出題者が求めたポイント〕

有機化合物の反応(エステル化，スルホン化，酸化，ジアゾ化，カップリング)

〔解答のプロセス〕

38 カルボン酸よりも強い酸を加えることで弱酸が遊離する。

ナトリウムフェノキシド 化合物B　　サリチル酸ナトリウム 化合物C　　サリチル酸 化合物D

39 サリチル酸にメタノールと少量の濃硫酸(触媒)を作用させると，エステル化が起こる。

サリチル酸 化合物D　　メタノール

サリチル酸メチル 化合物E

41 フタル酸を加熱すると，分子内の2個のカルボキシ基から水1分子がとれて，酸無水物の無水フタル酸が得られる。

フタル酸 化合物G　　無水フタル酸

ベンゼン環に結合した炭化水素基は酸化されると，炭素数に関係なくカルボキシ基に変化する。よって，o-キシレンを酸化するとフタル酸が得られる。

o-キシレン　　フタル酸 化合物G

42

硫酸　　ベンゼンスルホン酸 化合物H

43

酸性の強弱は，スルホン酸＞カルボン酸＞炭酸＞フェノール類である。

44 ～ 47

アニリンの製法

ニトロベンゼンをスズ（または鉄）と濃塩酸で還元し，アニリン塩酸塩とする。アニリン塩酸塩に水酸化ナトリウム水溶液を加え，アニリンを遊離する。

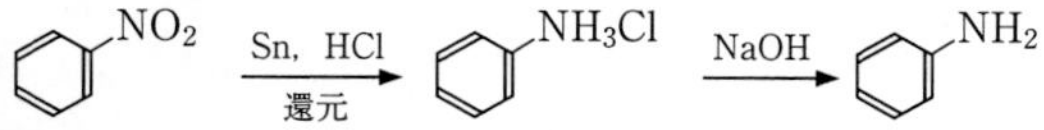

ニトロベンゼン → アニリン塩酸塩 化合物 J → アニリン 化合物 I

48 アニリンの希塩酸溶液を氷冷しながら，亜硝酸ナトリウム水溶液を加えると，塩化ベンゼンジアゾニウムが得られる

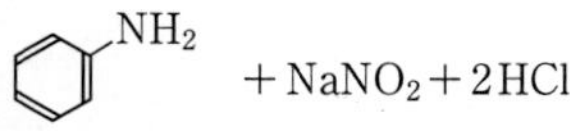

アニリン ＋ $NaNO_2$ ＋ $2HCl$

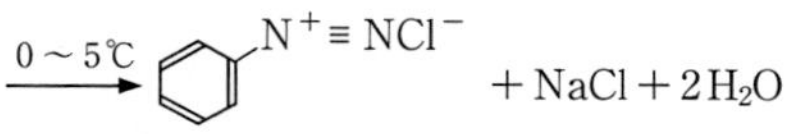

$\xrightarrow{0 \sim 5℃}$ 塩化ベンゼンジアゾニウム 化合物 K ＋ $NaCl$ ＋ $2H_2O$

塩化ベンゼンジアゾニウムの水溶液にナトリウムフェノキシドの水溶液を加えると，橙赤色の p-ヒドロキシアゾベンゼン（p-フェニルアゾフェノール）が生成する。

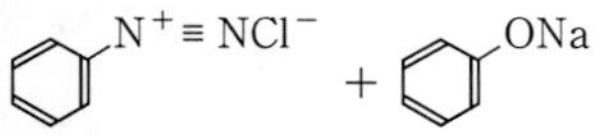

塩化ベンゼンジアゾニウム 化合物 K ＋ ナトリウムフェノキシド 化合物 B

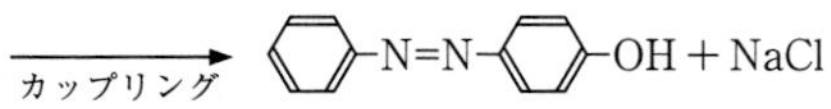

$\xrightarrow{カップリング}$ p-ヒドロキシアゾベンゼン 化合物 L ＋ $NaCl$

49 塩化ベンゼンジアゾニウムは低温では安定に存在するが，温度が上がると次のように加水分解をしてしまう。

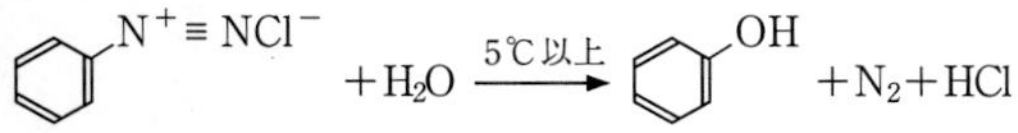

塩化ベンゼンジアゾニウム 化合物 K ＋ H_2O $\xrightarrow{5℃以上}$ フェノール 化合物 A ＋ N_2 ＋ HCl

50 ， 51

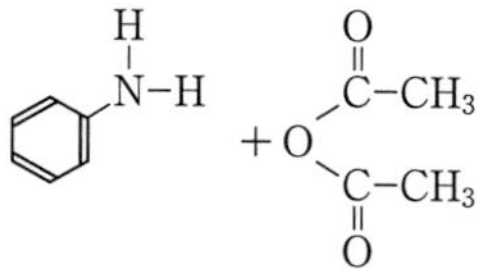

アニリン 化合物 I ＋ 無水酢酸

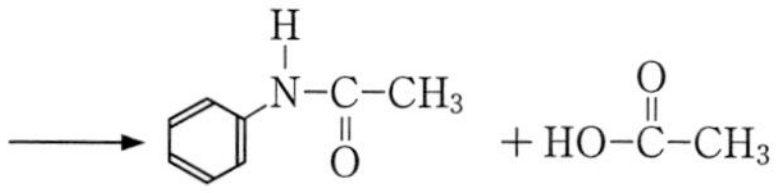

→ アセトアニリド 化合物 M ＋ 酢酸

アセトアニリドは中性の化合物なので，エーテル層に残る。また，ジエチルエーテルの密度は水よりも小さいので上層にくる。

平成31年度

問　題　と　解　答

英　語

問題
（60分）

> ## 11月 17日試験

I　次の対話文の空所に入れるのに最も適当なものを，それぞれア～エから一つ選べ。

〔A〕

A：The homework from our history class was really hard. I couldn't finish it.

B：Really? I didn't think it was so difficult. What was the problem?

A：＿＿＿＿＿1＿＿＿＿＿

B：Why didn't you search the Internet? You should be able to find the exact day and month of when they happened.

A：I'm not very good at using a computer, and honestly, I'm also having trouble understanding some of the main issues we've been discussing in class.

B：＿＿＿＿＿2＿＿＿＿＿

A：Would you really? That would be very nice of you. Could we start on Friday?

B：Sure, no problem. It'll be good for me, too. Let's meet at 3 p.m. at the library.

A：Is there anything I need to prepare?

B：＿＿＿＿＿3＿＿＿＿＿

A：OK, I can do that. In fact, I can bring two since my brother took the course last year. I didn't know that, so now I have an extra copy!

　1．ア．I couldn't remember the names of so many influential people.
　　　イ．I wasn't able to recall the dates of certain important events.
　　　ウ．There wasn't enough time to check the president's name.
　　　エ．Understanding 19th century French politics wasn't easy for me.

　2．ア．Do you want me to email you my class notes?
　　　イ．I can give you the answers right now.
　　　ウ．Shall I call the teacher and ask for help?
　　　エ．We should study together, and I can help you.

　3．ア．Can you prepare a presentation about a class topic?
　　　イ．Make sure to have your course textbook with you.
　　　ウ．Please review the main events we've discussed in class.
　　　エ．Would you bring your laptop computer, please?

〔B〕

A： What did you think of our group presentation this morning?

B： I thought it was great! Congratulations!

A： Thanks a lot. But, _____4_____.

B： Yes, I noticed your group left the stage five minutes early.

A： A member of ours was absent, so we didn't do that part of the presentation.

B： It was still fantastic. You always give impressive presentations. How do you do it? I get really nervous when I give a presentation.

A： Well, to give a good presentation, _____5_____.

B： That's great advice. So, next time I'll be sure to ask my family to watch me a few times.

A： That would certainly be a good idea.

B： _____6_____

A： Yes, by doing that, you appear more confident since you are looking directly at different faces in the audience.

B： Thanks a lot for your help!

4. ア. our group was very late in arriving

  イ. the presentation went over the time limit

  ウ. we finished it a little too quickly

  エ. we were delayed in starting it

5. ア. I would recommend writing it all on paper

  イ. the best advice is to sleep well the night before

  ウ. you had better ask your teacher for help

  エ. you should first practice in front of people

6. ア. Do I need to look at my slides carefully?

  イ. Should I also make lots of eye contact?

  ウ. Should I be watching other presentations?

  エ. Would it be a good idea to speak loudly?

Ⅱ. 次の英文の空所に入れるのに最も適当な語を，ア～クから選べ。ただし，同じものを繰り返し用いてはならない。

Heart disease is the world's leading cause of death. Each year over one million people suffer from heart attacks and of this number over 700,000 (7). Reducing deaths from heart disease will require (8) in the way people live.

One of the main causes of heart disease is a lack of good eating (9). People should eat more fish, whole grains, vegetables, vegetable oils and nuts, and reduce the amount of salt and trans fats in their diets.

Lack of exercise is also another (10) factor. In order to keep a healthy (11), exercising at least thirty minutes on most days is effective, and it can reduce stress, too.

There is no (12) cause of heart disease, but how you eat is very important. According to researchers, eating a small amount of chocolate can help people reduce the risk of heart disease. They recommend eating around 50 grams of dark chocolate each day.

ア．changes　　イ．die　　ウ．habits　　エ．illnesses

オ．rapid　　カ．risk　　キ．single　　ク．weight

Ⅲ　次の各英文の空所に入れるのに最も適当な語句を，ア～エから一つ選べ。

13. The instructions were so （　　　）that I was not able to get to the hotel.

　　ア．confuse　　　　イ．confused　　　　ウ．confusing　　　　エ．to confuse

14. These days, a great interest （　　　）in the research on artificial intelligence.

　　ア．has taken　　イ．is taken　　　ウ．takes　　　　　エ．took

15. Susan hardly had any money, （　　　）did she have the time to travel abroad.

　　ア．either　　　　イ．never　　　　ウ．nor　　　　　エ．or

16. Almost everybody in the town （　　　）around to see the famous actor.

　　ア．gathering　　　　　　　　イ．to gather

　　ウ．was gathered　　　　　　エ．were gathered

17. Some people have a fear of dolls and imagine their （　　　）during the night.

　　ア．move　　　　イ．moved　　　　ウ．moving　　　　エ．to move

18. Tim did not even meet John, （　　　）speak to him.

　　ア．much less　　　　　　　　イ．much less than

　　ウ．much more　　　　　　　　エ．much more than

19. The contract was not concluded particularly because a couple of conditions (   ).

    ア．did not meet   イ．had not met

    ウ．were not met   エ．would not been met

20. There was no reply from Sally; therefore, I thought that she (   ) for the party.

    ア．had left   イ．has to leave

    ウ．is going to leave   エ．will have left

（次ページに続く）

Ⅳ　次の各英文の意味に最も近いものを，ア～エから一つ選べ。

21. Tom likes to eat dinner with his friends now and then.

　ア．At this moment, Tom is enjoying dinner together with his friends.

　イ．Today and next week Tom wants to eat dinner with his friends.

　ウ．Tom enjoys having dinner with his friends occasionally.

　エ．Tom likes to eat dinner with his friends every week.

22. Tina has not made up her mind whether to travel to Europe this summer.

　ア．A trip to Europe this summer would not be possible for Tina.

　イ．Regarding this summer's trip to Europe, Tina will certainly not go.

　ウ．Tina has decided it would be a bad idea to go to Europe this summer.

　エ．Tina has not decided yet if she will go to Europe this summer.

23. Ann took part in the market survey for the new product.

　ア．Ann resigned as being an organizer of the new product market survey.

　イ．Ann was a participant in the new product market survey.

　ウ．During the market survey, Ann became interested in the new product.

　エ．For the new product, Ann had a role in creating the market survey.

24. Frank pulled out of the tennis tournament because of an emergency.

ア．An emergency made Frank leave home early to get to the tennis tournament.

イ．Because of an emergency, Frank arrived late to the tennis tournament.

ウ．Frank left quickly after the tennis tournament finished because of an emergency.

エ．Since there was an emergency, Frank withdrew from the tennis tournament.

（次ページに続く）

Ⅴ 次の（a）に示される意味を持ち，かつ（b）の英文の空所に入れるのに最も適した
語を，それぞれア〜エから一つ選べ。

25. （a）to fall suddenly because of pressure
    （b）The weight of the snow made the roof of the house (   ).
        ア．burst   イ．collapse   ウ．destroy   エ．injure

26. （a）a person or animal that lives in a particular place
    （b）Cristina is a local (   ) of a region famous for coffee.
        ア．civilian   イ．human   ウ．inhabitant   エ．migrant

27. （a）to gradually become less, lower, or worse
    （b）The weak economy has caused company profits to (   ) for
        two years.
        ア．decline   イ．fail   ウ．shift   エ．vanish

28. （a）showing or expressing thanks to another person
    （b）David was very (   ) to his colleague for helping him at
        work.
        ア．beneficial   イ．grateful   ウ．joyous   エ．thoughtful

29. （a）the law or laws made
    （b）The government's new (   ) will improve services for the
        elderly.
        ア．judgment   イ．legislation   ウ．principle   エ．solution

Ⅵ　次の［A］〜［D］の日本文に合うように，空所にそれぞれア〜カの適当な語句を入れ，英文を完成させよ。解答は番号で指定された空所に入れるもののみをマークせよ。

［A］　このキノコには毒があるので食べてはいけない。

We（　30　）（　　）（　　）（　31　）（　　）（　　）it is poisonous.

ア．are　　　　　　イ．because　　　　ウ．eat

エ．not　　　　　　オ．this mushroom　　カ．to

［B］　彼女は相手の感情を傷つけることなく自分が望むことを人にしてもらう術を知っている。

She knows（　　）（　32　）（　　）（　　）（　33　）（　　）she wants without hurting their feelings.

ア．do　　　　　　イ．making　　　　　ウ．of

エ．people　　　　　オ．the art　　　　　カ．what

［C］　一般には金閣寺として知られる寺は，地元の人には鹿苑寺として知られる。

The temple（　34　）（　　）（　　）（　　）（　35　）（　　）Rokuonji.

ア．as　　　　　　イ．as Kinkakuji　　ウ．familiarly known

エ．is　　　　　　オ．known to　　　　カ．locals

［D］　彼がコンサートの前に健康を取り戻せるかどうかは誰にも分からない。

No one knows（　　）（　36　）（　　）（　　）（　37　）（　　）his health before the concert.

ア．he　　　　　　イ．not　　　　　　ウ．or

エ．recover　　　　オ．whether　　　　カ．will

Ⅶ　次の英文を読み，あとの問いに答えよ。

　　Attitudes about expressing anger vary from culture to culture. In some cultures, almost any sign of anger is inappropriate. In others, people use anger as a way of extending relationships. The differences in attitudes about anger can cause a lot of cross-cultural miscommunication. For example, anthropologist Jean Briggs spent 17 months as the adopted daughter of an Utku Eskimo family. During this time, she discovered if she expressed anger in a way that was appropriate in the United States, the Eskimos thought that she was childish.

　　The Utku are just one example of a culture that dislikes signs of anger. Finnish people also believe that expressions of anger show a lack of self-control. This attitude can make them seem very peaceful. For example, road rage is a problem in many countries, but not in Finland. There, experts say, a car accident does not make people angry. The drivers politely exchange information and then go on.

　　Such behavior would not happen in the United States where expressing anger is accepted—even expected. The problem occurs when people from cultures where anger is acceptable visit countries where it is not. For example, if an American visiting England complained in a tone of voice that would be effective at home, no one would pay attention. They would see him as just another impolite American. This is because the English usually avoid showing anger unless the situation is extremely serious.

　　Avoidance of public anger is also common in China and Japan. In both of these cultures, the expression of anger is unacceptable and destructive. This attitude is very different from the one in the United States, where many people believe that not expressing anger can lead to depression, alcoholism, or even violence. In countries that don't express anger, most people would think this idea was ridiculous.

However, in some other cultures, anger is more lightly received and forgotten than in the United States. Americans traveling in the Middle East or some Mediterranean countries are often surprised by the amount of anger they see and hear. They do not realize that people in these countries express their anger and then forget it. Even the people who are on the receiving end of the anger usually do not remember it for long. In fact, in these cultures, fierce arguments and confrontation can be positive signs of friendliness and engagement. Here, again, is a good deal of opportunity for misunderstanding and resentment between cultures.

問1　本文の第1段落の内容に合うものとして最も適当なものを，ア～エから一つ選べ。(38)

　　ア．People in some cultures think that anger is helpful in developing personal relationships.

　　イ．Showing anger is considered to be a reasonable type of behavior in any culture.

　　ウ．The Eskimo family viewed the anthropologist's anger as proper and mature.

　　エ．While every culture is different, the feelings that people have about anger are always the same.

問2　本文の第2段落の内容に合うものとして最も適当なものを，ア〜エから一つ選べ。(39)

ア．Even if they are involved in a traffic accident, people in Finland do not express anger.

イ．In Finland, automobile accidents are the cause of arguments between people.

ウ．In Finland, people want to avoid getting in arguments, so they do not have car accidents.

エ．Road rage is a big problem in Finland as it is in many other countries.

問3　下線部(40)の内容として最も適当なものを，ア〜エから一つ選べ。

ア．Americans consider showing anger an acceptable way of behaving.

イ．For the English, the American way of showing anger is not polite.

ウ．Most Americans would try not to show anger when they are in England.

エ．Rarely do Americans regard anger as an appropriate form of behavior.

問4　本文の第3段落の内容に合わないものを，ア～エから一つ選べ。(41)

ア．A person from one culture visiting another would not have difficulties due to their differing ideas about anger.

イ．In the case of an extremely serious situation, English people would be more likely to express their anger.

ウ．In the United States, it is not uncommon for people to demonstrate their anger in public.

エ．The English and Americans have different views about expressing public anger.

問5　本文の第4段落の内容に合うものとして最も適当なものを，ア～エから一つ選べ。(42)

ア．Americans believe that depression results from expressing their anger.

イ．In China, it is believed that expressing anger can be advantageous.

ウ．Many Japanese think that a person who gets angry in front of other people may damage people or things.

エ．Most Japanese think it makes sense that not expressing anger could lead to alcoholism.

問6　本文の第５段落の内容に合わないものを，ア〜エから一つ選べ。(43)

ア．Compared with Americans, those from the Middle East do not react to anger very seriously.

イ．Expressing anger is a sign of having good relationships in some countries.

ウ．People in Mediterranean countries are likely to disapprove of people who get angry in public.

エ．The way in which anger is expressed may cause misunderstanding between people of different countries.

問7　本文の内容と合うものを，ア〜キから二つ選び，(44)と(45)に一つずつマークせよ。ただし，マークする記号（ア，イ，ウ，...）の順序は問わない。

ア．People in most countries share the same opinion about when it is appropriate to show anger in public.

イ．People in an Eskimo tribe believe that getting angry is inappropriate for a mature adult.

ウ．People in Finland think those who display anger are in complete control of themselves.

エ．English people are accustomed to showing their anger in all situations.

オ．Japanese and Chinese cultures do not share the same belief when it comes to showing anger.

カ．Americans who travel to the Middle East would seldom be surprised to see how much people display anger.

キ．Mediterranean people frequently show their anger in public, but they may do so to express their friendship.

（以 下 余 白）

化 学

問題

（60分）

11月 17日試験

31年度

Ⅰ　ハロゲンの単体A～Dに関する次の文章中の空欄　1　～　12　にあてはまる最も適切なものを，それぞれの**解答群**から選び，解答欄にマークせよ。ただし，同じものを何度選んでもよい。

　　ハロゲンの単体のうち，AとBは水に少し溶ける。水溶液中のBは，その一部が水と反応して　1　と　2　を生じている。　1　は酸化作用が強いので，Bの水溶液は漂白剤や殺菌剤に用いられる。　2　を実験室で発生させるには，　3　。単体Aの水溶液をフェノールの水溶液に十分に加えると白色沈殿を生じる。単体Cは水と激しく反応して　4　と　5　を生じる。　4　には二酸化ケイ素やガラスを溶かす性質がある。　5　を実験室で発生させるには，　6　。単体Dは水にほとんど溶けないが，　7　の水溶液には　8　となって溶け，褐色の水溶液となる。この水溶液は消毒剤に用いられる。

　　ハロゲンの単体には酸化作用がある。例えば，加熱した銅にBを反応させると，反応の前後で銅の酸化数は　9　から　10　に変化する。また，ハロゲンの単体の酸化力の強さには差があり，　11　イオンを含む水溶液にBを通じるとAが遊離する。単体B～Dを酸化力の強い順に並べると　12　となる。

　　　1　,　2　,　4　,　5　および　7　に対する**解答群**

① HF　　　　② HCl　　　　③ HBr　　　　④ HI　　　　⑤ H_2

⑥ HClO　　⑦ HBrO　　　⑧ HIO　　　　⑨ $HClO_3$　　⓪ $HBrO_3$

ⓐ HIO_3　　ⓑ H_2O_2　　ⓒ O_2　　　　ⓓ O_3　　　ⓔ KF

ⓕ NaCl　　ⓖ NaBr　　　ⓗ KI

$\boxed{3}$ および $\boxed{6}$ に対する解答群

① ホタル石に濃硫酸を加えて加熱する

② 塩素酸カリウムに酸化マンガン(Ⅳ)を加えて加熱する

③ 臭化ナトリウムに濃硫酸を加えて加熱する

④ 硫化鉄(Ⅱ)に塩酸を加える

⑤ 高度さらし粉に希塩酸を加える

⑥ 塩化ナトリウムに濃硫酸を加えて加熱する

⑦ ヨウ化カリウム水溶液に硫酸酸性の過マンガン酸カリウム水溶液を加える

⑧ 酸化マンガン(Ⅳ)に濃塩酸を加えて加熱する

⑨ 銅に濃硝酸を加える

⓪ ギ酸に濃硫酸を加えて加熱する

$\boxed{8}$ に対する解答群

① F^- ② HF_2^- ③ FO^- ④ Cl^- ⑤ ClO^- ⑥ ClO_3^-

⑦ Br^- ⑧ BrO^- ⑨ BrO_3^- ⓪ I^- ⓐ I_3^- ⓑ IO_4^-

$\boxed{9}$ および $\boxed{10}$ に対する解答群

① -4 ② -3 ③ -2 ④ -1 ⑤ 0

⑥ $+1$ ⑦ $+2$ ⑧ $+3$ ⑨ $+4$

$\boxed{11}$ に対する解答群

① フッ化物 ② 塩化物 ③ 臭化物 ④ ヨウ化物

$\boxed{12}$ に対する解答群

① $B>C>D$ ② $B>D>C$ ③ $C>B>D$

④ $C>D>B$ ⑤ $D>B>C$ ⑥ $D>C>B$

Ⅱ　次の文章(1)〜(3)中の空欄 | 13 | 〜 | 29 | にあてはまる最も適切なものを，それぞれの**解答群**から選び，解答欄にマークせよ。ただし，同じものを何度選んでもよい。

(1) 不純物として1%の塩化ナトリウム NaCl を含む硝酸カリウム KNO_3 100 g を，60℃に加熱した水に完全に溶解し，20℃まで冷却して純粋な KNO_3 を取り出したい。このとき，最低限必要になる水の質量は | 13 | g で，得られる純粋な KNO_3 の質量は | 14 | g である。また，析出した結晶をろ過して取り除き，ろ液を0℃まで冷却するとき | 15 | 。なお，NaCl および KNO_3 の各温度における溶解度は表Ⅱ−1のとおりとする。

表Ⅱ−1　NaCl および KNO_3 の溶解度〔g/100 g 水〕

	0℃	20℃	60℃
NaCl	38	38	39
KNO_3	13	32	110

(2) 図Ⅱ−1は希薄溶液と純溶媒の冷却曲線である。希薄溶液の凝固点は | 16 | で，純溶媒の凝固点は | 17 | である。曲線上の点 **a** 〜点 **i** のうち，純溶媒の過冷却の状態は点 | 18 | 〜点 | 19 | で，このときの純溶媒の状態は | 20 | 。また，希薄溶液が凝固しはじめるのは点 | 21 | であり，さらに冷却し続けると点 | 22 | で完全に固体になる。過冷却の状態を脱してから点 | 22 | までは，希薄溶液の | 23 | 。

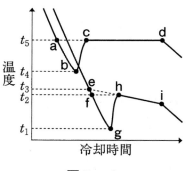

図Ⅱ−1

(3) 塩化鉄（Ⅲ）FeCl₃ 水溶液を沸騰水に加えると，赤褐色の水酸化鉄（Ⅲ）$Fe(OH)_3$ の
コロイド溶液が得られる。このコロイド溶液に横から強い光を当てると，光の進路が
輝いて見える。これは ☐24☐ とよばれ，☐25☐ や ☐26☐ の水溶液でも見
られる。$Fe(OH)_3$ のコロイド溶液を U 字管にとり，両端に電極を挿し込み直流電圧
を加えると，☐27☐ によりコロイド粒子は陰極側に移動する。また，$Fe(OH)_3$
のコロイド溶液に少量の電解質を加えると ☐28☐ により沈殿が生成する。
$Fe(OH)_3$ のコロイド粒子を沈殿させるのに，最も少ない物質量でよい電解質は，塩
化ナトリウム NaCl，硝酸カルシウム $Ca(NO_3)_2$，硫酸アルミニウム $Al_2(SO_4)_3$ およ
びリン酸カリウム K_3PO_4 のうち，☐29☐ である。

☐13☐ および ☐14☐ に対する解答群

① 30   ② 35   ③ 40   ④ 45   ⑤ 50

⑥ 55   ⑦ 60   ⑧ 65   ⑨ 70   ⓪ 75

ⓐ 80   ⓑ 85   ⓒ 90   ⓓ 95   ⓔ 100

ⓕ 105   ⓖ 110   ⓗ 115   ⓘ 120

☐15☐ に対する解答群

① KNO₃ の結晶のみが析出する

② NaCl の結晶のみが析出する

③ KNO₃ と NaCl の両方の結晶が析出する

④ KNO₃ と NaCl の両方とも結晶として析出しない

⑤ 水溶液が凍結する

☐16☐ および ☐17☐ に対する解答群

① t_1 ② t_2 ③ t_3 ④ t_4 ⑤ t_5

☐18☐ ，☐19☐ ，☐21☐ および ☐22☐ に対する解答群

① a   ② b   ③ c   ④ d   ⑤ e

⑥ f   ⑦ g   ⑧ h   ⑨ i

20 に対する解答群

① 液体のままである

② 完全に固体になっている

③ 固体と液体が共存していて，温度は一定に保たれている

④ 固体と液体が共存していて，温度は徐々に低下している

⑤ 固体と液体が共存していて，温度は徐々に上昇している

23 に対する解答群

① 溶質が先に析出するため，溶液の濃度はしだいに薄くなる

② 溶質が先に析出するため，溶液の濃度はしだいに濃くなる

③ 溶媒が先に凝固するため，溶液の濃度はしだいに薄くなる

④ 溶媒が先に凝固するため，溶液の濃度はしだいに濃くなる

⑤ 溶質の析出と溶媒の凝固が同じ比率で起こるため，溶液の濃度は一定に保たれて
いる

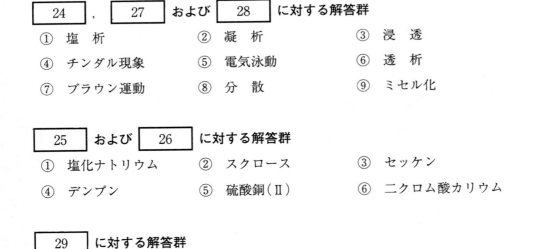

24 ， 27 および 28 に対する解答群

① 塩 析 ② 凝 析 ③ 浸 透

④ チンダル現象 ⑤ 電気泳動 ⑥ 透 析

⑦ ブラウン運動 ⑧ 分 散 ⑨ ミセル化

25 および 26 に対する解答群

① 塩化ナトリウム ② スクロース ③ セッケン

④ デンプン ⑤ 硫酸銅（Ⅱ） ⑥ 二クロム酸カリウム

29 に対する解答群

① $NaCl$ ② $Ca(NO_3)_2$ ③ $Al_2(SO_4)_3$ ④ K_3PO_4

Ⅲ　次の文章中の空欄 | 30 | ～ | 41 | にあてはまる最も適切なものを，それぞれの**解答群**から選び，解答欄にマークせよ。ただし，同じものを何度選んでもよい。また，原子量は H＝1.00，C＝12.0，O＝16.0，Na＝23.0 とする。なお，酢酸の電離定数 $K_a＝2.7×10^{-5}$ mol/L，$\log_{10}2.0＝0.30$，$\log_{10}2.7＝0.43$，$\log_{10}3.0＝0.48$ とする。

0.20 mol/L の酢酸 CH_3COOH 水溶液 A 200 mL と 0.20 mol/L の酢酸ナトリウム CH_3COONa 水溶液 B 200 mL について考える。水溶液 A 中の CH_3COOH は式(1)の電離平衡の状態である。このときの水素イオンの濃度 $[H^+]$ を x mol/L とすると，CH_3COOH の濃度 $[CH_3COOH]$ は | 30 | mol/L と表すことができ，水溶液 A 200 mL 中には，式(1)から酢酸イオン CH_3COO^- は | 31 | mol 生成していることになる。

$$CH_3COOH \rightleftharpoons CH_3COO^- + H^+ \qquad (1)$$

一方，水溶液 B 中では，CH_3COONa は式(2)のように完全に電離しているとみなすことができ，ナトリウムイオンの濃度 $[Na^+]$ は | 32 | mol/L である。

$$CH_3COONa \longrightarrow CH_3COO^- + Na^+ \qquad (2)$$

ここで，水溶液 A 200 mL と水溶液 B 200 mL を混合した混合溶液 C 400 mL 中の酢酸イオンの濃度 $[CH_3COO^-]$ は， | 33 | mol/L となるが，混合溶液 C 中には，多量の CH_3COO^- が存在しているために，式(1)の電離平衡は左辺の方向に移動し，新しい平衡状態に達すると考えられる。このように平衡が移動する方向に関する原理は， | 34 | によって提唱された。

混合溶液 C 中の新しい平衡状態では，$[H^+]$ はきわめて小さくなり，ほぼ無視できる。また，酢酸 CH_3COOH の電離定数 K_a は， | 35 | と表すことができるが，CH_3COONa が加わったときにも成立する。したがって，混合溶液 C 中の $[H^+]$ は | 36 | ×10$^{\boxed{37}}$ mol/L，pH は | 38 | となる。次に，混合溶液 C 400 mL に 5.0 mol/L の塩酸 HCl を 4.0 mL 加えたときの pH の変化を考える。混合後の水溶液の体積を v L とすると，加えた HCl は CH_3COO^- と反応するので，$[CH_3COOH]$ は | 39 | mol/L だけ増え，$[CH_3COO^-]$ は | 39 | mol/L だけ減少し，pH は | 40 | となる。

なお，ヒトの血液は，二酸化炭素と炭酸水素イオンによって，細胞内はリン酸水素イ

オンとリン酸二水素イオンによって，その pH がほぼ一定に保たれており，これを 41 という。

30 ， **31** および **33** に対する解答群

① $0.1+x$ ② $0.1+0.5x$ ③ $0.1-x$ ④ $0.1-0.5x$ ⑤ $0.1x$

⑥ $0.2+x$ ⑦ $0.2+0.5x$ ⑧ $0.2-x$ ⑨ $0.2-0.5x$ ⓪ $0.2x$

ⓐ $0.4+x$ ⓑ $0.4+0.5x$ ⓒ $0.4-x$ ⓓ $0.4-0.5x$ ⓔ $0.4x$

ⓕ $0.5+x$ ⓖ $0.5+0.5x$ ⓗ $0.5-x$ ⓘ $0.5-0.5x$ ⓙ $0.5x$

32 に対する解答群

① 0.01 ② 0.02 ③ 0.03 ④ 0.04 ⑤ 0.05

⑥ 0.1 ⑦ 0.2 ⑧ 0.3 ⑨ 0.4 ⓪ 0.5

34 に対する解答群

① アボガドロ ② アレニウス ③ ウェーラー ④ シャルル

⑤ ダニエル ⑥ ドルトン ⑦ ファラデー ⑧ ヘンリー

⑨ ボイル ⓪ ラウール ⓐ ルシャトリエ ⓑ レイリー

35 に対する解答群

① $\dfrac{[CH_3COO^-][H^+]}{[CH_3COOH]}$ ② $\dfrac{[CH_3COOH][H^+]}{[CH_3COO^-]}$ ③ $\dfrac{[CH_3COO^-]}{[CH_3COOH][H^+]}$

④ $\dfrac{[CH_3COOH]}{[CH_3COO^-][H^+]}$ ⑤ $\dfrac{[CH_3COO^-][Na^+]}{[CH_3COOH]}$ ⑥ $\dfrac{[CH_3COOH][Na^+]}{[CH_3COO^-]}$

⑦ $\dfrac{[CH_3COO^-]}{[CH_3COOH][Na^+]}$ ⑧ $\dfrac{[CH_3COOH]}{[CH_3COO^-][Na^+]}$

36 に対する解答群

① 1.4 ② 1.7 ③ 2.0 ④ 2.4 ⑤ 2.7

⑥ 3.0 ⑦ 3.5 ⑧ 4.2 ⑨ 4.8 ⓪ 5.3

| 37 | に対する解答群 |

① － 1　　　　② － 2　　　　③ － 3　　　　④ － 4

⑤ － 5　　　　⑥ － 6　　　　⑦ － 7　　　　⑧ － 8

| 38 | および | 40 | に対する解答群 |

① 3.79　　② 4.04　　③ 4.09　　④ 4.14　　⑤ 4.22

⑥ 4.27　　⑦ 4.40　　⑧ 4.52　　⑨ 4.57　　⓪ 4.70

ⓐ 4.82　　ⓑ 4.87　　ⓒ 5.00　　ⓓ 5.18　　ⓔ 5.25

| 39 | に対する解答群 |

① $0.01v$　　② $0.01/v$　　③ $0.02v$　　④ $0.02/v$　　⑤ $0.03v$

⑥ $0.03/v$　　⑦ $0.04v$　　⑧ $0.04/v$　　⑨ $0.05v$　　⓪ $0.05/v$

ⓐ $0.1v$　　ⓑ $0.1/v$　　ⓒ $0.2v$　　ⓓ $0.2/v$　　ⓔ $0.3v$

ⓕ $0.3/v$　　ⓖ $0.4v$　　ⓗ $0.4/v$　　ⓘ $0.5v$　　ⓙ $0.5/v$

| 41 | に対する解答群 |

① 緩衝作用　　② 共通イオン効果　　③ けん化　　④ 重 合

⑤ 電離平衡　　⑥ 潮 解　　⑦ 乳 化

IV　次の文章(1)および(2)中の空欄 42 ～ 52 にあてはまる最も適切なものを，それぞれの**解答群**から選び，解答欄にマークせよ。ただし，同じものを何度選んでもよい。また，原子量は H = 1.00，C = 12.0，N = 14.0，O = 16.0，Na = 23.0，P = 31.0，S = 32.0，Cl = 35.5，K = 39.0 とし，高級脂肪酸の分子量はリノレン酸 = 278，リノール酸 = 280，オレイン酸 = 282 とする。

(1)　油脂 X は，グリセリンがもつ 42 個の水酸基がすべて高級脂肪酸で 43 された化合物である。油脂 X の脂肪酸組成が，リノレン酸 10%，リノール酸 80%，オレイン酸 10% であるとき，油脂 X の平均分子量は 44 であり，1 分子当たりの炭素―炭素間の二重結合の数は平均 45 個である。油脂 1 g をけん化するのに必要な 46 の質量（mg）をけん化価といい，油脂 X のけん化価はおよそ 47 である。

(2)　図IV－1 に示した化合物 Y は，炭化水素基が結合したベンゼンを濃硫酸にて 48 し，水酸化ナトリウムを加えることで得られる。化合物 Y は 49 であり，A～C の中で，疎水性を示す部分は 50 である。化合物 Y の水溶液は 51 性であり，硬水（カルシウムイオンやマグネシウムイオンを多く含む水）中で，一般に 52 。

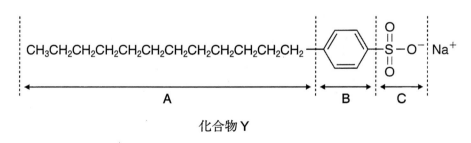

化合物 Y

図IV－1

42 および 45 に対する解答群

① 1　　② 2　　③ 3　　④ 4　　⑤ 5　　⑥ 6
⑦ 7　　⑧ 8　　⑨ 9　　⑩ 10　　ⓐ 11　　ⓑ 12

43 および 48 に対する解答群
① アセタール化　　② エステル化　　③ ハロゲン化　　④ 還　元
⑤ 酸　化　　　　　⑥ ジアゾ化　　　⑦ スルホン化　　⑧ ニトロ化

44 に対する解答群
① 280　　② 318　　③ 382　　④ 429　　⑤ 560
⑥ 598　　⑦ 691　　⑧ 699　　⑨ 761　　⓪ 786
ⓐ 840　　ⓑ 878　　ⓒ 1120　　ⓓ 1158　　ⓔ 1438
ⓕ 1718　　ⓖ 1998　　ⓗ 2278　　ⓘ 2558　　ⓙ 2836

46 に対する解答群
① 塩化ナトリウム　　② 水酸化カリウム　　③ 水酸化ナトリウム
④ エタノール　　　　⑤ 硫　酸　　　　　　⑥ 塩　酸
⑦ アンモニア　　　　⑧ リン酸

47 に対する解答群
① 52　　② 64　　③ 80　　④ 101　　⑤ 146
⑥ 162　　⑦ 176　　⑧ 187　　⑨ 191　　⓪ 197
ⓐ 200　　ⓑ 207　　ⓒ 214　　ⓓ 221　　ⓔ 240
ⓕ 243　　ⓖ 304　　ⓗ 392　　ⓘ 440　　ⓙ 600

49 に対する解答群
① アゾ化合物　　　　② アマルガム　　　　③ イオン交換樹脂
④ 陰イオン界面活性剤　⑤ 高級アルコール　　⑥ 合成染料
⑦ 脂肪油　　　　　　⑧ 尿素樹脂　　　　　⑨ 非イオン界面活性剤
⓪ 陽イオン界面活性剤　ⓐ 両性界面活性剤

50 に対する解答群

① Aのみ　　　② Bのみ　　　③ Cのみ　　　④ AとBのみ

⑤ AとCのみ　　⑥ BとCのみ　　⑦ A，BおよびC

51 に対する解答群

① 弱　酸　　② 弱塩基　　③ 中　　④ 強　酸　　⑤ 強塩基

52 に対する解答群

① カルシウム塩とマグネシウム塩の両方が沈殿する

② カルシウム塩のみが沈殿する

③ マグネシウム塩のみが沈殿する

④ 塩の沈殿はみられない

英　語

解答　31年度

I

〔解答〕

[A] 1. イ　2. エ　3. イ
[B] 4. ウ　5. エ　6. イ

〔出題者が求めたポイント〕

[A]選択肢訳

1.
ア．影響力のある人々の名前が多すぎて覚えられなかった。
イ．いくつかの重要な出来事の年月日を思い出せなかった。
ウ．大統領の名前を確認するのに十分な時間がなかった。
エ．19世紀のフランス政治を理解するのは容易でなかった。

2.
ア．私の授業ノートをあなたにメールで送りましょうか？
イ．すぐあなたに答えを与えられます。
ウ．先生に電話して助けを求めましょうか？
エ．一緒に勉強しましょうよ。そうしたら、あなたのサポートができるわ。

3.
ア．授業のトピックに関するプレゼンテーションの準備できてますか？
イ．授業のテキストを必ず持ってきて。
ウ．クラスで話し合った主な出来事を見直してください。
エ．ノートパソコンを持ってきてください。

[B]選択肢訳

4.
ア．我々のグループは到着がとても遅れた
イ．プレゼンテーションが制限時間を超えた
ウ．終わるのがちょっと早かった
エ．我々はそれを始めるのが遅れた

5.
ア．全部紙に書くことをお勧めするね
イ．最善のアドバイスは、前の夜よく眠ることだね
ウ．先生に助けを求めた方がいいね
エ．まず人前で練習すべきだね

6.
ア．スライドを注意深く見る必要がありますか？
イ．それと、アイコンタクトをたくさんするべきですか？
ウ．他のプレゼンテーションを見るべきですか？
エ．大声で話すのは良い考えでしょうか？

〔全訳〕

[A]

A：ボクらの歴史のクラスの宿題は本当に大変だった。

終わらなかった。

B：本当？　私はそれほど難しいとは思わなかったわ。何が問題だったの？

A：[1]いくつかの重要な出来事の年月日を思い出せなかった。

B：なぜネット検索しなかったの？　それが起きた正確な月日は見つけられるはずよ。

A：コンピュータの使い方があまり得意じゃないし、正直言って、クラスで議論してきた主な問題のいくつかを理解するのも苦労しているよ。

B：[2]一緒に勉強しましょうよ。そうしたら、あなたのサポートができるわ。

A：本当にいいの？　とっても親切だね。金曜日に始められるかな？

B：もちろん、いいわよ。私も都合がいいわ。図書館で午後3時に会いましょう。

A：何か準備する必要はある？

B：[3]授業のテキストを必ず持ってきて。

A：オッケー、そうするよ。実は、兄が去年この授業を受講したので、2冊持って来ることができるよ。それを知らなかったので、今、ボクには余分のテキストがあるんだ！

[B]

A：今朝のグループ・プレゼンテーションどう思った？

B：素晴らしいと思いました！　おめでとうございます。

A：ありがとう。でも、[4]終わるのがちょっと早かった。

B：ええ、グループが5分早くステージを降りたことに気づきました。

A：メンバーのひとりが欠席したので、プレゼンのその部分はやらなかったんだ。

B：それでも素晴らしかったです。いつも印象的なプレゼンをされますね。どうしてできるのですか？　私はプレゼンをするときは本当に緊張します。

A：まあ、良いプレゼンテーションをするには、[5]まず人前で練習すべきだね。

B：それは素晴らしいアドバイスです。では、次やるときは、私の家族に何回か見てもらうよう頼むことにします。

A：良い考えだと思うよ。

B：[6]それと、アイコンタクトをたくさんするべきですか？

A：そうだよ。そうすることで、聴衆のさまざまな顔を直接見れるので、ずっと自信があるように見えるよ。

B：どうもありがとうございました！

II

〔解答〕

7. イ　8. ア　9. ウ
10. カ　11. ク　12. キ

〔全訳〕

　心臓病は世界の主要な死因である。毎年 100 万人を超える人々が心臓発作に苦しんでおり、このうち 70 万人以上が亡くなっている。心臓病による死亡を減らすには、人々の暮し方を変える必要がある。

　心臓病の主な原因の一つは、良い食習慣の欠如だ。人はより多くの魚、全粒穀物、野菜、植物油およびナッツを食べるべきであり、食事の中の、塩やトランス脂肪の量を減らすべきなのだ。

　運動不足も別の危険因子だ。健康的な体重を維持するために、ほぼ毎日少なくとも 30 分運動することは効果的であり、これはストレスの軽減にもなる。

　心臓病の原因はひとつだけではないが、食べ方は非常に重要だ。研究者によると、少量のチョコレートを食べるのは心臓病のリスクを減らすのに役立つ。彼らは毎日約 50 グラムのダークチョコレートを食べることを推奨している。

Ⅲ

〔解答〕

13. ウ　　14. イ　　15. ウ　　16. ウ
17. ウ　　18. ア　　19. ウ　　20. ア

〔出題者が求めたポイント〕

13. confusing「(物事が)紛らわしい」。confused「(人が)混乱している」。
14. take an interest in ～「～に関心を持つ」の受動態。
15. nor の後ろは倒置が起きる。never は接続詞としては用いることができない。
16. everybody は単数なので、was gathered が正解。
17. imagine の目的語は名詞または動名詞。ここでは動名詞の moving が正解。their は意味上の主語。
18. 否定文＋ much less ～「まして～はない」。
19. a couple of conditions were not met「2、3 の条件が整わなかった」。
20. 「私が思った」以前に「パーティに向かった」という内容なので、過去完了形の had left が正解。

〔問題文訳〕

13. その指示はあまりにも紛らわしかったので、私はホテルに到着できなかった。
14. 最近、人工知能に関する研究に大きな関心が持たれている。
15. スーザンはまったくお金がなかったし、海外旅行をする時間もなかった。
16. 町のほとんどすべての人が、その有名俳優を見るために集まった。
17. 一部の人は人形を怖がり、夜中に人形が動くのを想像する。
18. ティムはジョンに会うことさえなかった。まして彼と話すことはなかった。
19. 特に 2、3 の条件が整わなかったとの理由により、その契約は締結されなかった。
20. サリーから返事はなかった。それで、私は彼女がパーティに向かったと思った。

Ⅳ

〔解答〕

21. ウ　　22. エ　　23. イ　　24. エ

〔出題者が求めたポイント〕

選択肢訳

21. トムは時々友だちと夕食を食べるのが好きだ。
　ア．ちょうど今トムは友だちと一緒に夕食を楽しんでいる。
　イ．今日と来週トムは友だちと夕食を食べたいと思っている。
　ウ．トムは時々友だちと夕食をとるのを楽しむ。
　エ．トムは毎週友だちと夕食を食べるのが好きだ。
22. ティナはこの夏ヨーロッパに旅行するかどうか決めていない。
　ア．この夏のヨーロッパへの旅はティナにとって可能ではないだろう。
　イ．この夏のヨーロッパへの旅に関して、ティナはきっと行かないだろう。
　ウ．ティナはこの夏ヨーロッパに行くのは悪い考えだと確信した。
　エ．ティナはこの夏ヨーロッパに行くかどうかまだ決めていない。
23. アンは新製品の市場調査に参加した。
　ア．アンは新製品市場調査の世話人を辞任した。
　イ．アンは新製品市場調査の参加者だった。
　ウ．市場調査中に、アンは新製品に興味を持つようになった。
　エ．新製品に関して、アンは市場調査の作成に一定の役割を果たした。
24. フランクは、緊急事態ためにテニストーナメントを降りた。
　ア．緊急事態のせいで、フランクはテニストーナメントに着くために早く家を出た。
　イ．緊急事態のせいで、フランクはテニストーナメントに遅刻した。
　ウ．フランクは、緊急事態のためにテニストーナメントが終わった後すぐに帰った。
　エ．緊急事態があったので、フランクはテニストーナメントから撤退した。

Ⅴ

〔解答〕

25. イ　　26. ウ　　27. ア　　28. イ　　29. イ

〔出題者が求めたポイント〕

25. burst「破裂する」。collapse「崩壊する」。destroy「破壊する」。injure「傷つける」。
26. civilian「民間人」。human「人間」。inhabitant「住民」。migrant「移住者」。
27. decline「減少する」。fail「失敗する」。shift「移す」。vanish「消える」。

28. beneficial「有益な」。grateful「感謝している」。joyous「うれしい」。thoughtful「思いやりある」。
29. judgement「判断」。legislation「法制定」。principle「原理」。solution「解決策」。

〔問題文訳〕
25. (a) 圧力で突然崩壊する
    (b) 雪の重みで家の屋根が壊れた。
26. (a) 特定の場所で暮らす人や動物
    (b) クリスティナはコーヒーで有名な地域の地元住民だ。
27. (a) 徐々に少なく、低く、あるいは悪化すること
    (b) 弱い経済のせいで、会社の利益は2年間にわたって減少した。
28. (a) 他人に対して感謝を示したり表明したりする
    (b) デヴィッドは仕事で助けてもらったので、同僚にとても感謝していた。
29. (a) 制定された法律または法律群
    (b) 政府の新たな法制定は高齢者へのサービスを向上させるだろう。

VI
〔解答〕
[A] 30. ア 31. ウ
[B] 32. ウ 33. ア
[C] 34. ウ 35. カ
[D] 36. ウ 37. カ

〔出題者が求めたポイント〕
正解の英文
[A] We (are not to eat this mushroom because) it is poisonous.
[B] She knows (the art of making people do what) she wants without hurting their feelings.
[C] The temple (familiarly known as Kinkakuji is known to locals as) Rokuonji.
[D] No one knows (whether or not he will recover) his health before the concert.

VII
〔解答〕
問1 ア 問2 ア 問3 イ 問4 ア
問5 ウ 問6 ウ 問7 イ、キ

〔出題者が求めたポイント〕
問1 選択肢訳
ア．ある文化の人々は、怒りが個人的な関係を築くのに役立つと考えている。←第5段落第5文に一致
イ．怒りを示すことは、どんな文化においても合理的な類の行動だと考えられている。
ウ．エスキモー家族は、この人類学者の怒りを適切で成熟したものと見なした。
エ．あらゆる文化は異なるが、人々が怒りに関して持つ感情は常に同じだ。
問2 選択肢訳

ア．たとえ交通事故に巻き込まれても、フィンランドの人々は怒りを表さない。←第2段落第5文に一致
イ．フィンランドでは、自動車事故が人々の間の口論の原因だ。
ウ．フィンランドでは、口論に巻き込まれるのを避けたいので、人々は自動車事故を起こさない。
エ．他の多くの国でそうであるように、運転中の激怒はフィンランドでも大きな問題だ。
問3 選択肢訳
ア．アメリカ人は、怒りを示すことを容認できるふるまいだと考える。
イ．英国人にとって、アメリカ流の怒りの表し方は礼儀正しくない。
ウ．たいていのアメリカ人は英国にいるときには怒りを見せないようにする。
エ．アメリカ人が怒りを適切な行動形態と見なすことはめったにない。
問4 選択肢訳
ア．ある文化の人が他の文化を訪れていても、怒りについての考え方が異なるため、困難はないだろう。←「困難ではないだろう」が本文に合わない
イ．非常に深刻な状況の場合には、英国人が自分の怒りを表すことはあり得るだろう。
ウ．アメリカでは、人々が人前で怒りを示すことは珍しくない。
エ．英国人とアメリカ人は、人前で怒りを表すことについて異なる見解を持っている。
問5 選択肢訳
ア．アメリカ人は、うつ病は怒りを表すことに起因すると信じている。
イ．中国では、怒りを表現することが有利になり得ると考えられている。
ウ．多くの日本人は、他人の前で怒る人は人や物を傷つけるかもしれないと考える。←第4段落第2文に一致
エ．たいていの日本人は、怒りを表現しないことがアルコール依存症をもたらす可能性があることは理にかなっていると考えている。
問6 選択肢訳
ア．アメリカ人と比較して、中東出身の人々は怒りに対してあまり真剣に反応しない。
イ．怒りを表すことは、国によっては良い関係を築いていることの表れである。
ウ．地中海諸国の人々は、人前で怒る人々を認めない可能性がある。←「認めない可能性がある」が本文に合わない
エ．怒りの表現方法は、異なる国の人々の間で誤解を引き起こす可能性がある。
問7 選択肢訳
ア．たいていの国の人々は、いつ人前で怒りを示すのが適切であるかについて同じ意見を共有している。
イ．エスキモー族の人々は、腹を立てるのは成人にとって不適切であると考えている。←第1段落最終文

に一致
ウ．フィンランドの人々は、怒りを見せる人々は自分
自身を完全に制御していると考えている。
エ．英国人はあらゆる状況で怒りを見せることに慣れ
ている。
オ．怒りを示すことに関しては、日本と中国の文化は
同じ信念を共有していない。
カ．中東に旅行するアメリカ人は、人々がどれほどの
怒りを示すのかを見ても驚くことはめったにないだ
ろう。
キ．地中海の人々は、しばしば人前で怒りを示すが、
彼らは自分たちの友情を表すためにそうするのかも
知れない。←第5段落第5文に一致

〔全訳〕
　怒りを表現することに対する態度は文化によって異な
る。文化によっては、ほとんどあらゆる怒りの兆しが不
適切なものだ。他の文化では、人間関係を広げる手段と
して怒りを用いる。怒りに対する態度の違いは異文化間
の誤解を引き起こす可能性がある。例えば、人類学者の
Jean Briggs は、ウツク・エスキモー家族の養子として
17ヶ月を過ごしたが、この間、彼女は、もしアメリカ
で妥当と思われる形で怒りを表したなら、エスキモーか
らは幼稚だと思われることを知った。
　ウツクは怒りの兆しを嫌う文化のほんの一例だ。フィ
ンランドの人々もまた、怒りの表現は自制心の欠如を示
すと考えている。こうした態度のおかげで、彼らはとて
も平和的に見える。例えば、運転中の激怒は多くの国で
問題となっているが、フィンランドでは問題になってい
ない。そこでは、自動車事故が人々を怒らせることはな
い、と専門家は言う。ドライバー同士、礼儀正しく情報
を交換して、話を進める。
　このような行動は、怒りの表現が受け入れられている
—予期すらされている—米国では起こらないだろう。問
題は、怒りが受け入れられる文化の人が、受け入れられ
ない国を訪問するときに生じる。例えば、英国を訪れて
いるアメリカ人が、自国なら効果的だろう声のトーンで
訴えても、誰も注意を払わないだろう。英国人は彼を、
単に一人の失礼なアメリカ人と見なすだけだろう。これ
は、状況が非常に深刻でない限り、英国人は通常怒りを
示すことを避けるからだ。
　人前で怒りを避けるのは、中国と日本でも普通のこと
だ。どちらの文化においても、怒りの表現は容認されず、
破壊的だと考えられるからだ。この態度は、怒りを表現
しないことがうつ病、アルコール依存症、さらには暴力
さえももたらす可能性があると多くの人が考える、米国
の態度とは大きく異なる。怒りを表さない国々なら、ほ
とんどの人がこうした考えはばかげていると思うだろ
う。
　しかし、一部の他の文化では、怒りはアメリカにおい
てよりも軽く受け止められ、忘れられる。中東や地中海
諸国を旅行するアメリカ人は、見たり聞いたりする怒り
の量に驚くことがよくある。彼らは、これらの国々の
人々が、怒りを表し、そして忘れることに気づいていな
い。怒りを受ける側にいる人でさえ、普通は長い間覚え
ていない。実際、これらの文化では、激しい議論と対立
は、親しみと前向きな関与の兆候となり得る。ここにも
また、文化間において誤解と憤慨が生じる大きな可能性
があるのだ。

化 学

解答　　31年度

I

〔解答〕

1 ⑥	2 ②	3 ⑥	4 ①	5 ⓒ
6 ②	7 ⓗ	8 ⓐ	9 ⑤	10 ⑦
11 ③	12 ③			

〔出題者が求めたポイント〕

ハロゲン

〔解答のプロセス〕

同じハロゲンでも，Cl_2 と F_2 では反応が異なるので注意。

$$Cl_2 + H_2O \longrightarrow HCl + HClO$$
$$2F_2 + 2H_2O \longrightarrow 4HF + O_2$$

フェノールはベンゼンに比べて反応性が高いので，Br_2 と直接反応しブロモ化される。

I_2 は無極性分子で水にとけないが，I^- イオンがあるととけることができる。

$$I_2 + I^- \longrightarrow I_3^-$$

ハロゲンの中では，周期表の上にいくほど酸化力は強くなる性質がある。

II

〔解答〕

13 ⓒ	14 ⑨	15 ①	16 ③	17 ⑤
18 ①	19 ②	20 ①	21 ⑦	22 ⑨
23 ④	24 ④	25 ③	26 ④	27 ⑤
28 ②	29 ④			

〔出題者が求めたポイント〕

固体の溶解

〔解答のプロセス〕

(1) KNO_3 99g を完全にとかすことのできる水の量を考える。

	溶液	溶質	溶媒	
(60℃)	99 + x	99	x	(g)
	210	110	100	

$$\therefore \quad 99 : x = 110 : 100 \quad \therefore \quad x = 90\,g$$

水 90g に 20℃でとけうる KNO_3 は 28.8g なので

$$99 - 28.8 = 70.2\,(g)$$

この溶液を 0℃まで冷却したとき，とけうる NaCl の量は 34.2g なので，1g の NaCl は結晶に現れない。

(2) 液体が凝結すると溶質がとけられないので，液相はどんどん濃くなり凝固点はさらに低下していく。

(3) $Fe(OH)_3$ は正に帯電した疎水コロイドである。

III

〔解答〕

30 ⑧	31 ⓪	32 ⑦	33 ②	34 ⓐ
35 ①	36 ⑤	37 ⑤	38 ⑨	39 ④
40 ③	41 ①			

〔出題者が求めたポイント〕

弱酸の電離，緩衝作用

〔解答のプロセス〕

H^+ は CH_3COOH の電離によってしか生じないので，A にだけ注目すれば，

$$[CH_3COOH] = 0.20 - [H^+] = 0.20 - x$$
$$[CH_3COO^-] = [H^+] = x$$
$$\therefore \quad CH_3COO^- は x \times \frac{200}{1000} = 0.20x\,(mol)$$

対して CH_3COONa は完全電離として見なせるので，B の中では $[Na^+] = 0.20\,(mol/L)$

A と B を混合すれば，

$$[CH_3COO^-] = \frac{x \times \frac{200}{1000} + 0.20 \times \frac{200}{1000}}{\frac{400}{1000}}$$
$$= 0.1 + 0.5x$$

このうち，A から出てくる $[CH_3COO^-]$ はほぼ無視できる。

$$K_a = \frac{[CH_3COO^-][H^+]}{[CH_3COOH]}$$
$$\Leftrightarrow [H^+] = \frac{[CH_3COOH]}{[CH_3COO^-]} K_a$$

となるから，

A，B を等量混ぜていれば

$$\frac{[CH_3COOH]}{[CH_3COO^-]} = 1$$
$$\therefore \quad [H^+] = K_a = 2.7 \times 10^{-5}\,mol/L$$
$$pH = 5 - \log_{10} 2.7 = 4.57$$

5.0 mol/L の HCl を 4.0 mL 加えると，H^+ が 0.02 mol 加わるので $[CH_3COO^-]$ は $\frac{0.02}{v}$ mol 減少し，その分 $[CH_3COOH]$ が増える。

このとき，$[H^+] = \frac{0.04 + 0.02}{0.04 - 0.02} \cdot K_a = 3K_a$

$$pH = 5 - \log_{10} 2.7 - \log 3 = 4.09$$

IV

〔解答〕

42 ③	43 ②	44 ⓑ	45 ⑥	46 ②
47 ⑨	48 ⑦	49 ④	50 ④	51 ③
52 ④				

〔出題者が求めたポイント〕

有機高分子

〔解答のプロセス〕

(1) リノレン酸：リノール酸：オレイン酸＝1：8：1で
ここから脂肪酸の平均分子量を考えると,

$$278 \times \frac{1}{10} + 280 \times \frac{8}{10} + 282 \times \frac{1}{10} = 280$$

$$\therefore \quad (280 - 18) \times 3 + 92 = 878$$

二重結合はリノレン酸, リノール酸, オレイン酸でそ
れぞれ3, 2, 1もっているので, 油脂 X の二重結合
の数は6。

けん化価は

$$\frac{1}{878} \times 3 \times 56 \times 10^3 = 191.3\cdots$$

(2) 炭化水素基が疎水基, スルホ基が親水基となってセ
ッケンと同じようにはたらく。

スルホン酸は強酸なのでナトリウム塩は液性が中性
で, セッケンのような沈殿をつくらないので硬水でも
使うことができる。

近畿大学　薬学部（推薦）入試問題と解答

令和6年5月27日　初版第1刷発行

編　集　みすず学苑中央教育研究所

発行所　株式会社ミスズ　　　　　　　　　定価　本体3,100円＋税

〒167－0053

東京都杉並区西荻南2丁目17番8号

ミスズビル1階

電　話　03（5941）2924（代）

印刷所　タカセ株式会社

●本シリーズ掲載の入試問題について、万一、掲載許可手続きに遺漏や不備があると思われるものがありましたら、当社までお知らせ下さい。

●乱丁・落丁等につきましてはお取り替えいたします。

●本書の内容についてのお問合せは、具体的な質問内容を明記のうえ、ハガキ・封書を当社宛にお送りいただくか、もしくは下記のアドレスまでお問合せ願います。

〈 お問合せ用アドレス：https://www.examination.jp/contact/ 〉

ISBN978-4-86792-044-2